ANTICANCER
DU SEIN

Groupe Eyrolles
61, bd Saint-Germain
75240 Paris Cedex 05

www.editions-eyrolles.com

La collection « Se soigner autrement » est dirigée par Anne Ghesquière, fondatrice de FemininBio.com, pour mieux vivre sa vie !

Avertissement :
Les conseils proposés dans ce livre sont donnés à titre indicatif. Ils ne peuvent garantir de guérison et ne remplacent en aucun cas le diagnostic ni les prescriptions d'un médecin.

Création de maquette et composition : Hung Ho Thanh

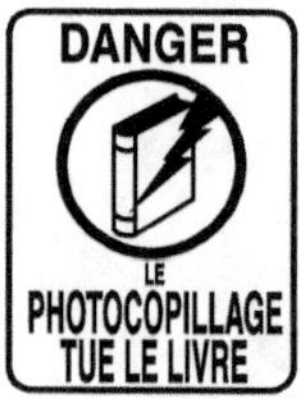

© Groupe Eyrolles, 2015
ISBN : 978-2-212-56145-6

Docteur Bérengère Arnal-Morvan   Martine Laganier

Préface de Thierry Janssen

ANTICANCER
DU SEIN

Prévenir et accompagner

EYROLLES

À David Servan-Schreiber

SOMMAIRE

REMERCIEMENTS

Nous remercions les personnes suivantes : Dr Dominique Amy, Pr Maurice Cloarec, Pr Pierre Cornillot, Dr Alain Dumas, Pr Lucien Israël, Dr Thierry Janssen, Pr Henri Joyeux, Pr Robert Marty [†], Dr Éric Menat, Dr Jean-Loup Mouysset, Pr Gérard Ostermann, Pr Albert-Claude Quemoun, Pr Jean-Robert Rapin [†], Dr Jean Seignalet [†], Dr David Servan-Schreiber [†], Dr Pierre Tubéry, Dr Françoise Tubéry-Clostre, Dr Nicolas Zamaria

PRÉFACE

La maladie est une période de crise au cours de laquelle nos repères disparaissent, nos certitudes s'évanouissent. Elle est un véritable chaos qui engendre du stress, de l'angoisse et de l'anxiété. Lorsqu'en plus, la maladie menace notre survie, nous sommes désemparés. De nombreuses questions surgissent ; souvent, celles-ci restent sans réponse. Comment nous en protéger ? Comment nous en débarrasser ? Que faire ? À qui nous adresser ? Quelles sont les ressources externes disponibles pour nous soigner ? Quel potentiel interne pourrions-nous développer pour la prévenir ou la guérir ? Les sources d'information susceptibles de répondre à ces questions sont nombreuses : spécialistes de la médecine conventionnelle ou praticiens recourant à des approches complémentaires voire même alternatives, ouvrages de vulgarisation scientifique, sites web consacrés à telle pathologie ou à telle proposition thérapeutique. Il y a de quoi se perdre dans les méandres de la connaissance. D'autant plus que, sous l'effet du stress et de l'anxiété, la plupart d'entre nous ont tendance à ne sélectionner dans l'information disponible que les éléments qui confirment leurs croyances et leurs attentes empreintes, le plus souvent, d'un pessimisme ou, au contraire, d'un optimisme exagéré.

De ce point de vue, l'ouvrage rédigé par Bérengère Arnal-Morvan et Martine Laganier est un cadeau pour toutes les femmes qui s'interrogent à propos d'une pathologie de plus en plus fréquente : le cancer du sein. La gynécologue et la journaliste nous livrent ici une information objective sans autre parti pris que celui d'une grande ouverture d'esprit. Leur travail minutieux aborde toutes les questions, les plus scientifiques – comme celle des causes ou du dépistage de la maladie, et les plus intimes – comme celle de la sexualité ou du sens que l'on peut donner à sa souffrance. Il passe en revue des approches thérapeutiques aussi populaires que l'acupuncture et la phytothérapie ou beaucoup moins connues comme la méthode Kousmine ou les produits de Beljanski, avec un souci d'impartialité nécessaire pour mieux définir la place de chacune de ces propositions au sein d'une approche pluridisciplinaire. L'entreprise est ambitieuse et courageuse. Elle était nécessaire. En tant que médecin et psychothérapeute accompagnant de nombreuses femmes atteintes d'une néoplasie mammaire, je la trouve très réussie. En effet, cet ouvrage rassemble le meilleur de nos connaissances actuelles, tant en ce qui concerne la prévention du cancer du sein que son traitement. Et, loin de se contenter de nous informer d'un point de vue théorique, il débouche sur des attitudes éminemment pratiques. Rien ne devrait être négligé pour lutter contre le fléau que représente l'augmentation du nombre de cancers du sein chez des femmes de plus en plus jeunes. Toutes les ressources disponibles devraient être utilisées pour soulager les malades qui souffrent des conséquences de cette pathologie. Dans ce contexte, l'alliance des médecins conventionnels et des thérapeutes complémentaires apparaît comme une urgence. Il s'agit d'inventer une « médecine intégrative » capable d'agir à tous les niveaux des processus qui mènent à la maladie et à sa guérison. Une médecine où chacun deviendrait le garant vigilant de sa bonne santé, l'acteur responsable de sa survie. Le livre de Bérengère Arnal-Morvan et de Martine Laganier s'inscrit dans cette démarche intégrative. Je ne le recommanderai donc pas seulement aux patientes que j'accompagne. J'en conseillerai la lecture à tous les professionnels qui seront amenés à soigner ces patientes. Et, d'une manière plus générale, à toutes les personnes qui se posent des questions à propos du cancer. Car, selon l'Organisation mondiale de la santé, cette maladie touche une personne sur trois dans nos pays. Elle nous concerne ou nous concernera donc tous, de près ou de loin, un jour. J'espère qu'une fois la lecture de cet ouvrage terminée, vous serez convaincue qu'il ne s'agit pas d'une fatalité et qu'ensemble nous pouvons agir pour empêcher sa survenue. Cela demande des changements dans nos comportements, un autre regard sur nous-mêmes et sur le monde dans lequel nous vivons.

Thierry Janssen

*Docteur en médecine, chirurgien urologue, psychothérapeute
spécialisé dans l'accompagnement des malades
et auteur, entre autres, de* Vivre en paix *et* Le défi positif.

AVANT-PROPOS

C'est un livre courageux écrit par le Dr Bérengère Arnal et Martine Laganier. Mais c'est surtout un livre qui répond aux attentes des personnes souhaitant devenir actrices de leur santé.

Le cancer du sein est le cancer le plus fréquent chez la femme, et particulièrement dans les pays dits « développés ». Les causes sont certes multifactorielles, mais elles nous renvoient toutes à notre mode de vie, même lorsqu'une influence génétique est retrouvée. La preuve par l'expérience : en décembre 2008, le Pr Barbara Andersen de l'université de l'Ohio aux États-Unis a publié les résultats de ses travaux dans la revue scientifique *Cancer*. Ils sont impressionnants : les femmes qui participent à un programme d'éducation thérapeutique et de soutien psychologique en groupe durant une année (pour améliorer le suivi des traitements, la gestion du stress et les comportements en matière de santé), en complément de la thérapeutique conventionnelle, ont 50 % de risque en moins de récidiver, et le risque de mourir du cancer du sein chute de 68 %[1] !

À l'échelle de la France, en généralisant ce type de démarche, cela correspondrait à plus de 5 000 femmes guéries en plus chaque année ! On passerait d'un taux de guérison à 10 ans de 80 % à… 90 % avec des mesures simples et qui, en plus, permettraient de faire des économies de santé.

Après bien d'autres études menées dans le domaine de la « Psycho-NeuroEndocrinoImmunologie » depuis 40 ans, cette étude vient confirmer l'importance de l'accompagnement thérapeutique auprès de malades atteints du cancer, et en particulier des femmes atteintes de cancer du sein : elles ont à faire face à un véritable traumatisme et à une remise en question des fondements de leur existence. Comment alors faire face aux multiples questions qui se posent inévitablement : que puis-je faire pour prévenir la récidive, que

---

1 Étude de Barbara Andersen, publiée en novembre 2008 : *Psychological intervention improves survival for breast cancer patients: a randomized clinical trial: Andersen B et al, Cancer 2008 ; 113:3450-8.*

dois-je manger ? Que puis-je prendre pour mieux supporter les traitements et augmenter mes chances de guérison ? Comment apprendre à mes filles à éviter cette maladie ?

Ce livre traite de cela. Il n'apportera pas toutes les réponses à vos questions, mais il suggère des pistes sur le chemin vers la guérison et sur la façon de prendre soin de sa santé. Une nécessité lorsque l'on prend conscience, avec la survenue d'un cancer, combien la vie est précieuse…

Jean-Loup Mouysset

Oncologue médical
Président Fondateur du Centre Ressource

INTRODUCTION
APPRENDRE À AIMER SES SEINS

À tous les âges de la vie, la puberté, la grossesse, l'allaitement, la ménopause, l'avancée en âge, il importe de prendre soin de ses seins et à travers cette pratique d'apprendre à aimer son corps. Face à la forte pression sociale et aux stéréotypes sur son galbe, sa grosseur, sa forme, comment une femme peut-elle se les approprier et surtout vivre en harmonie avec cette partie si intime de son corps, à la fois symbole de féminité et de fertilité ? Tout simplement en apprenant à les connaître dès l'adolescence et à en prendre soin.

Le sein

L'enveloppe de peau qui l'entoure et qui s'appuie sur le muscle pectoral constitue le seul soutien du sein, soumis constamment à la loi de la pesanteur. La beauté du buste dépend pour beaucoup de la qualité de la peau qui le soutient, une peau qu'il faudra sans cesse entretenir et protéger, notamment du soleil, sous peine de voir s'accélérer la ptôse mammaire : l'affaissement du sein. Les bains trop chauds, mauvais pour la circulation, sont déconseillés, en revanche un jet d'eau froide sur les seins à la fin de la douche quotidienne est recommandé.

Il est important d'hydrater la peau sur toute la zone du décolleté car elle est très pauvre en glandes sébacées. Elle a besoin d'une hydratation quotidienne. Ce soin est particulièrement recommandé si votre peau est sujette aux vergetures et si elle est sèche. On peut aussi effectuer un gommage de temps en temps. On utilisera pour cela un produit doux conçu pour le visage par exemple, et bio bien évidemment ! On s'abstiendra d'appliquer le gommage sur les mamelons. Pour s'occuper de ses seins, il est impératif d'utiliser uniquement des cosmétiques bio afin d'éviter les composants nocifs contenus dans la cosmétique conventionnelle.

Enfin, on portera attention à l'achat des soutiens-gorge. Ils sont aujourd'hui plus destinés à exhiber le sein qu'à le soutenir délicatement. La compression de ce type de soutien-gorge freine la circulation naturelle du système lymphatique, un réseau interne de vaisseaux qui débarrasse l'organisme des déchets. Cela favorise une accumulation de substances toxiques dans les tissus mammaires, créant ainsi un terrain favorable aux maladies. Le port du soutien-gorge la nuit est déconseillé.

L'automassage quotidien

« Le soin de base doit s'effectuer dès l'apparition des seins, insiste la sage-femme Valérie Supper, en effectuant chaque jour des effleurages. Debout devant son miroir, verser un peu d'huile (voir encadré sur les produits Weleda) dans sa main pour la chauffer avant de l'appliquer sur la peau, commencer par effleurer le sein en partant de sa base vers le haut. Cette approche doit se faire tout en douceur, avec bienveillance. Ensuite, on place ses huit doigts sur le sternum (entre les seins), que l'on stimule tout en inspirant et expirant lentement par la bouche. Puis, en croisant les bras, on place ses doigts sous les aisselles afin de masser cette zone et drainer les ganglions lymphatiques. On termine par des huit sur les deux seins avec toute la main en contact doux sur le sein. »

Pratiquer le massage devant un miroir est important car cela permet de bien visualiser ses gestes. En outre, en observant ses seins on les connaîtra mieux et l'on pourra détecter plus rapidement une anomalie visible.

Ce massage quotidien de 3 à 5 minutes permet de se familiariser avec ses seins. Il entretient la tonicité du système de soutien, libère les tensions, redynamise la circulation sanguine et lymphatique. Il élimine aussi les toxines (par la lymphe) et favorise l'arrivée d'éléments nutritifs par le sang. Il soulage les seins gonflés et douloureux. Enfin, il permet de se débarrasser du caractère anxiogène d'une autopalpation destinée uniquement à déceler une anomalie.

Valérie Supper conseille aussi le massage du muscle pectoral pour tonifier le système de soutien. On lève le bras et l'on place l'autre main dans le creux de l'aisselle. La main en pince tient le muscle entre le pouce et les autres doigts et le malaxe pour en libérer les tensions depuis la clavicule jusqu'au sein.

Il existe également de nombreux exercices pour muscler en douceur ses pectoraux, comme de plaquer les mains l'une contre l'autre devant soi, position de prière, puis d'appuyer le plus fort possible. On recommence l'exercice au moins une dizaine de fois, à chaque fois on se détend, on respire et l'on recommence.

Avoir un regard bienveillant sur ses seins, apprendre à les connaître, à les protéger, est une attitude positive génératrice de bonne santé.

Le saviez-vous ?

Le laboratoire Weleda a développé une gamme de soins spécifiques pour les seins.
Pour les jeunes filles, il conseille le soin dynamisant à l'argousier (huile ou lait) qui revitalise, lisse et assouplit la peau. Dans la trentaine et lors d'un syndrome prémenstruel ou en préménopause, il recommande l'huile harmonisante à la rose musquée ou encore l'huile relaxante à la lavande qui détend et ressource. À tous les âges on peut utiliser l'huile au calendula qui convient particulièrement aux peaux sensibles. Il propose aussi une huile de massage spéciale vergetures à base d'amande douce, de jojoba et de germe de blé, à appliquer dès le début de la grossesse. Durant l'allaitement, on usera de l'huile enrichie en huiles essentielles de fenouil, de cumin noir et de marjolaine, des plantes traditionnellement utilisées pour favoriser l'allaitement. Les produits Weleda sont disponibles en pharmacie et dans les magasins diététiques.
Vous trouverez plus d'informations sur www.weleda.fr, avec la possibilité de suivre des ateliers.

L'autopalpation des seins

Les avis sont partagés sur ce sujet. Pourtant elle a un grand mérite, celui de permettre à la femme une prise en charge active de sa santé plutôt que d'attendre la palpation annuelle du gynécologue et du médecin généraliste. On choisira donc de les palper de temps en temps plus attentivement, de préférence après les règles, lors d'un massage. Si alors on détecte une anomalie, il ne faut pas s'inquiéter, la première chose à faire est de demander confirmation à son médecin généraliste ou à son gynécologue. Tout d'abord, celui-ci procédera à une palpation, s'il a un doute ou qu'il découvre un nodule (une petite boule anormale), il vous prescrira alors une mammographie ou une échographie, voire les deux.

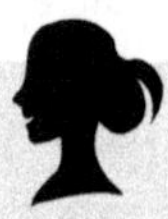

Elles le vivent

« Adolescente, j'étais très complexée d'avoir des petits seins d'autant plus que ma mère avait une très belle poitrine. Pourtant à l'âge adulte, grâce aux groupes de santé des femmes (self help), j'ai découvert l'autopalpation et le massage des seins. Cela m'a permis de me réapproprier cette partie de mon corps et de me réconcilier avec mon image. Cette pratique m'a sans doute sauvé la vie. J'ai moi-même découvert, sous la douche, une petite grosseur qui s'est révélée être un cancer du sein et qui, prise à temps, a pu être soignée efficacement. »

Martine 65 ans.

En savoir plus

Nissim Rina, Mamamélis, *Manuel de gynécologie naturopathique à l'usage des femmes*, Éditions Mamamélis, Genève, édition augmentée 2003.

Les douleurs ressenties au niveau des seins sont la plupart du temps liées au cycle menstruel. Chez la petite fille, dans la période précédant la puberté, on peut observer des douleurs au niveau du bourgeon mammaire. Il ne faut pas s'en inquiéter, pas plus que de l'asymétrie possible des petits seins. À la puberté, la mise en place des cycles menstruels se fait parfois de manière irrégulière. La production un peu chaotique des hormones ovariennes (œstrogènes puis progestérone) peut être à l'origine de tensions douloureuses dans les seins. Durant le cycle menstruel, certaines douleurs peuvent apparaître au moment de l'ovulation ou juste avant les règles. Souvent d'origine hormonale (pic d'œstrogènes), ces douleurs sont dues à une congestion œdémateuse des tissus environnant la glande mammaire. Un traitement naturel, à base de plantes à action progestative (type gattilier, alchémille) et d'homéopathie, permet la plupart du temps de remédier à ce problème (gel Oemine vitex®, laboratoire Phytobiolab).

Si la douleur n'est pas liée au cycle menstruel, il y a lieu de consulter un ostéopathe pour rechercher une cause au niveau du cou, des dorsales ou de l'épaule.

Le sein allaitant

Chez la femme enceinte ou allaitante, la congestion importante des seins entraîne parfois des douleurs d'ordre fonctionnel qui sont passagères. Pour y faire face, il est possible de s'adresser entre autres à la Leche League, une association à but non lucratif qui soutient et informe les mères qui souhaitent allaiter leur bébé dans les meilleures conditions. Les animatrices sont des mères bénévoles qui ont allaité avec plaisir leurs propres enfants et qui ont suivi une formation en matière d'allaitement. Voir www.lllfrance.org.

Le sein à la ménopause

Au moment de la ménopause, la peau des seins se relâche. Cette période est marquée par l'arrêt des sécrétions de l'ovaire : les œstrogènes et la progestérone. En l'absence de ces deux hormones, le tissu graisseux prend le pas sur le tissu de sécrétion glandulaire – ce qui n'empêche nullement le sein de rester sensible, en particulier au niveau du mamelon. Cela explique la transparence radiographique et donc la bonne lisibilité des mammographies après la ménopause. Malgré cette fiabilité de la mammographie, qui doit être associée à une échographie mammaire, toute douleur d'apparition récente doit inciter à consulter.

Il existe aussi des douleurs liées à la prise des traitements hormonaux de la ménopause (THM) qui sont aujourd'hui déconseillés et peuvent être remplacés par des produits naturels.

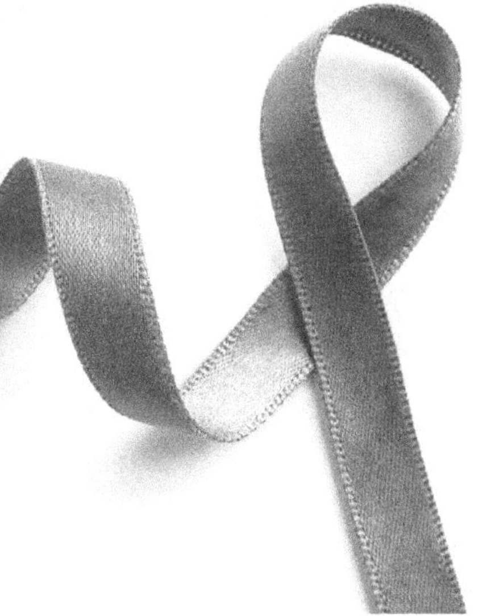

PARTIE 1

LA PRÉVENTION : MODE DE VIE ANTICANCER

Le cancer du sein concerne aujourd'hui de plus en plus de femmes, y compris parmi les jeunes. On soupçonne désormais fortement notre mode de vie – alimentation, environnement, conditions de travail et certains médicaments – de jouer un rôle important dans cette augmentation du nombre de cancers du sein. Après avoir évoqué dans les grandes lignes le cancer en lui-même et les éléments de diagnostic, nous allons donc énumérer les pistes qui permettent de mettre en place une hygiène de vie anticancer : mieux s'alimenter, agir sur son environnement, faire de l'exercice, gérer son stress, porter attention aux médicaments que l'on prend.

CHAPITRE 1

LA PHYSIOLOGIE DU CANCER DU SEIN

Le cancer du sein est le cancer le plus fréquent chez la femme. Il représente presqu'un tiers des cancers féminins en France. Actuellement, une femme sur huit est concernée par cette maladie. Il est la première cause de décès par cancer chez la femme. La fréquence du cancer du sein augmente avec l'âge. Plus rare mais possible avant 30 ans, il est plus fréquent entre 45 et 65 ans. L'âge moyen de découverte est 60 ans. Le taux reste toutefois élevé jusqu'à au moins 85 ans. 25 % des cancers du sein concernent les femmes de plus de 75 ans une fois le dépistage national terminé. La vigilance ne doit jamais cesser.

On observe depuis 2002 un infléchissement du nombre de cancers du sein pour la génération des femmes nées après 1945. Cette baisse selon le Dr Bernard Asselain du service d'épidémiologie de l'Institut Curie à Paris, qui s'exprimait en 2009, est liée sans aucun doute à l'abandon massif par les femmes de la prise du traitement hormonal de la ménopause, suite aux résultats alarmants des études américaine WHI (Women's Health Intitiative) et anglaise MWS (Million Women Study). Moins de 30 % des femmes ménopausées prennent actuellement un traitement hormonal substitutif, contre plus de 50 % avant la publication de ces études.

Cette année, pour la première fois en France, le nombre de décès liés au cancer du poumon devrait dépasser le nombre de décès liés au cancer du sein. Le tabagisme, véritable fléau, concerne des jeunes filles de plus en plus jeunes. On connaît bien le lien entre tabac et cancer du poumon et aussi celui entre tabac et cancer du sein. La situation est alarmante.

La naissance du sein

Le sein se forme dès les premiers signaux de la puberté, entre 8 et 15 ans, sous l'influence du cortex cérébral et des hormones hypothalamiques, hypophysaires et ovariennes, à partir du bourgeon mammaire. Ce dernier donne aussi naissance aux glandes sébacées sécrétant le sébum et aux glandes sudoripares sécrétant la sueur. Glandes mammaires, sébacées et sudoripares ont ainsi une même origine embryologique.

L'anatomie du sein

Le sein contient de la graisse, un tissu de soutien, un tissu fibreux qui délimite les lobes et une glande mammaire dont la fonction est de fabriquer et d'excréter du lait. Ce sont les seules glandes humaines destinées à la survie de l'espèce et non à celle de l'individu.

Le sein est comme une fleur composée de quinze à vingt pétales, les lobes disposés tout autour du mamelon. Chaque lobe est divisé en une dizaine de lobules à l'image d'une grappe de raisin. Ces lobules sont composés de plusieurs acini – où chaque acinus est une petite poche à l'intérieur de laquelle se produit la sécrétion lactée. De ces acini partent les canaux alvéolaires qui rejoignent les canaux lobulaires, ces derniers vont à leur tour se réunir pour donner les canaux galactophores. Les canaux galactophores sont les conduits par lesquels le lait est emporté vers les orifices du mamelon.

Les canaux galactophores, lobulaires et alvéolaires sont tapissés à l'intérieur par des cellules épithéliales. D'autres cellules de type musculaire, appelées myoépithéliales, constituent la partie externe des canaux, elles sont contractiles et permettent l'éjection du lait. La grossesse puis l'allaitement permettent une maturation bénéfique et protectrice du sein au niveau des acini.

Les différentes formes de cancers

Les cellules épithéliales sont le point de départ de 95 % des cancers du sein, ce sont des cancers canalaires, on parle d'adénocarcinomes. Les cancers les plus fréquents sont localisés au niveau des plus petits canaux (alvéolaires ou galactophores de troisième ordre).

S'il n'est pas canalaire, le cancer est lobulaire (il prend naissance dans un lobule), il est assez rare et sa prise en charge est différente du cancer canalaire. Le cancer est dit non invasif ou in situ lorsqu'il reste localisé à l'intérieur du canal ou du lobule mammaire dans lequel il a pris naissance, on parle aussi de stade 0 ou de précancer.

Il est dit invasif ou infiltrant lorsqu'il a franchi les limites du canal ou du lobule mammaire et qu'il a envahi les tissus voisins. Il peut se répandre par l'intermédiaire des vaisseaux lymphatiques vers les ganglions et par voie sanguine vers les poumons, le foie, le cerveau, les os, la peau. On parle de métastases. Le cancer du sein doit être considéré comme une maladie globale à cause du risque de métastases. Certains médecins craignent qu'au moment de la découverte du cancer du sein, il n'existe déjà des micrométastases occultes, pas encore dépistables aux examens habituels (radiographies, échographies, IRM, scanner). Ils conseillent de ne jamais relâcher la surveillance après un cancer du sein, même vingt ans après.

Le saviez-vous ?

L'adénofibrome est une tumeur solide bénigne du sein, fréquente chez la femme jeune, liée à un déséquilibre hormonal caractérisé par trop d'œstrogènes. Il diminue à la ménopause, quand la femme n'est pas traitée par des hormones de synthèse, et se calcifie souvent.

Son association à un cancer du sein est rare.
Certains adénofibromes plus complexes représentent toutefois un facteur de risque de cancer du sein sur adénofibrome chez des femmes après 35 ans. Par précaution, il vaut mieux arrêter la

prise de pilule œstroprogestative, traiter le déséquilibre hormonal par la phytothérapie et l'homéopathie, et enfin opérer en cas d'augmentation rapide de l'adénofibrome au-delà de 2 à 3 cm (demander alors une cicatrice périmamelonnaire et non au milieu du sein).

Des éléments pour mieux comprendre les comptes rendus d'examen

▪ La classification TNM

La TNM, classification internationale des cancers du sein, se fait en fonction de trois critères :

- T pour la taille de la tumeur, de 0 – pour les cancers in situ – à 4 ;
- N pour les ganglions (*node* en anglais), de 0 – s'il n'y a pas de ganglion atteint – à 3 ;
- M pour métastases, 0 ou 1.

Bien évidemment, le pronostic est moins bon si la tumeur est de grande taille, s'il y a des ganglions atteints et en présence de métastases.

▪ Le grade histopronostique SBR

Le grade histopronostique de Scarff-Bloom et Richardson (SBR) permet de classifier les tumeurs par gravité croissante, de I à III, indépendamment de leur taille. Trois critères sont retenus : architecture de la lésion cancéreuse, différenciation des cellules et anomalies de leur noyau, nombre de cellules en division dans le tissu cancéreux.

▪ La différenciation cellulaire

Plus la cellule cancéreuse est différenciée, à savoir spécialisée en un type cellulaire et meilleur est le pronostic. Les cellules cancéreuses différenciées sont dites matures, les indifférenciées, immatures.

L'invasion tumorale

Un cancer in situ (ou précancer) se développe dans le canal ou le lobule, il n'a pas franchi la membrane basale. Il est de meilleur pronostic qu'un cancer invasif qui a franchi cette membrane.

Les récepteurs hormonaux

On dose, dans la tumeur, les récepteurs hormonaux aux œstrogènes et à la progestérone. La présence de récepteurs hormonaux est de meilleur pronostic que leur absence. Ceci autorise à instaurer un traitement antihormonal pour au moins cinq ans. Cette antihormonothérapie (terme plus approprié qu'hormonothérapie) permet de limiter le risque de récidives et de métastases. La réponse thérapeutique est encore meilleure si les deux types de récepteurs (œstrogènes et progestérone) sont positifs.

Le récepteur moléculaire HER2/neu

On recherche aussi l'oncogène HER2/neu qui code un récepteur membranaire, la protéine p185. La présence de ce récepteur indique une tumeur virulente donc de mauvais pronostic, mais elle ouvre une voie thérapeutique supplémentaire bénéfique avec une molécule, le trastuzumab (Herceptin®, anticorps monoclonal anti-p185). Ce médicament est injecté toutes les trois semaines dès la chimiothérapie et généralement prescrit pour une année.

Le marqueur Ki67

C'est un indicateur du taux de prolifération cellulaire qui témoigne de la vitesse de multiplication de la tumeur. Plus il est élevé et plus la tumeur cancéreuse est agressive. Cette information peut aider au choix thérapeutique.

L'E-cadhérine

C'est une molécule, glycoprotéine, qui permet de déterminer les caractéristiques (le phénotype) de la tumeur : tumeur canalaire si elle est exprimée, tumeur lobulaire si elle n'est pas exprimée.

■ Les cytokératines

La cytokératine AE1/AE3 permet de détecter la présence de micrométastases dans le ganglion sentinelle.

La cytokératine 7 et la mammaglobine orientent fortement vers l'origine mammaire des tissus métastatiques étudiés.

Les facteurs de risque du cancer du sein

■ Les facteurs génétiques

Seulement 5 à 8 % des cancers du sein sont d'origine génétique, ce qui correspond à deux mille à trois mille cinq cents femmes par an. En cas d'antécédent familial proche de cancer du sein mais aussi de l'ovaire – mère, tante maternelle, sœur, fille –, il y a lieu d'être plus vigilant pour le dépistage clinique et radiologique : mammographie et échographie annuelles dès 30 ans, échographies régulières avant 30 ans. Une recherche génétique par test sanguin peut être proposée afin de rechercher la mutation de gènes BRCA1 sur le chromosome 17 et BRCA2 sur le chromosome 13, responsables d'une augmentation des cancers du sein et de l'ovaire.

Le saviez-vous ?

Les tests génomiques (Oncotype DX, MammaPrint…) pratiqués sur la tumeur permettent de dire si une chimiothérapie est nécessaire ou pas et informent sur les risques de métastases du cancer du sein. Ils représentent une véritable personnalisation de la prise en charge thérapeutique. Ces tests coûtent autour de 3 000 euros et ne sont pour le moment pas pris en charge sauf dans quelques ARS (Agences régionales de santé) : Franche-Comté, Bourgogne, Centre, ainsi qu'au centre Ressource d'Aix-en-Provence quels que soient la région, l'hôpital ou la clinique où la femme est traitée.

D'autres tests génomiques comme le TargetPrint ou le BluePrint donnent des informations concernant l'hormonosensibilité et la résistance aux antiœstrogènes.

Certaines patientes ne tireraient en effet, aucun bénéfice de l'antihormonothérapie.

▪ Les autres facteurs de risque

Il existe en effet d'autres facteurs de risque :

* une puberté précoce, avant 12 ans ;
* une ménopause tardive, après 55 ans ;
* l'absence de grossesse ou une première grossesse tardive, après 40 ans ;
* l'absence d'allaitement ;
* l'âge : le risque augmente avec l'âge ;
* la prise de Distilbène®, un œstrogène de synthèse prescrit chez la mère il y a une trentaine d'années contre les risques de fausse couche, augmente le risque chez les filles et les petites-filles ;
* les hormones de synthèse de la pilule œstroprogestative et du traitement hormonal de la ménopause (le risque est à moduler en fonction des molécules employées, des dosages et de la durée de prise) ;
* les médicaments augmentant la prolactine (certains antidépresseurs ou somnifères) ;
* une alimentation déséquilibrée ;
* l'alcool ;
* le tabac ;
* l'obésité ;
* la sédentarité ;
* une carence en vitamine D par manque d'exposition au soleil ou pour des raisons nutritionnelles (altération de la muqueuse intestinale, pas assez de poissons, crustacés, huiles de poissons, céréales, œufs, beurre…) ;
* la pollution automobile, les PCBs (polychlorobiphényles), les HAP (hydrocarbures aromatiques polycycliques).

Précisons toutefois qu'une femme présentant un ou plusieurs facteurs de risque peut ne jamais développer de cancer du sein. À l'inverse, une femme sans aucun facteur de risque peut présenter un cancer du sein. Il ne faut jamais oublier que le cancer du sein est multifactoriel.

Les femmes ne présentent pas toutes le même métabolisme hépatique des œstrogènes, qu'il s'agisse de leurs propres œstrogènes ou des œstrogènes de synthèse. Il existe la voie du bon œstrogène (2-OH) d'activité œstrogénique faible protecteur vis-à-vis du cancer du sein et la voie des mauvais œstrogènes (16-OH et 4-OH) qui favorisent la survenue de cancers du sein.

Des tests salivaires et urinaires permettent de doser ces divers œstrogènes, grâce à quoi l'on saura si telle femme est susceptible de développer un cancer du sein et on pourra alors diminuer le risque. En effet, des thérapeutiques naturelles riches en indol-3-carbinol – que l'on trouve dans les choux (brocoli, chou vert, chou-fleur…) – favorisent la voie métabolique du bon œstrogène, le 2-OH, ou freinent celle des mauvais œstrogènes, 4 et 16-OH.

En savoir plus

- Brown Zora, Freeman Harold, Camilleri Jean-Pierre, Platt Elizabeth, *Le Cancer du sein, 100 questions-réponses*, Éditions EDP Sciences, Les Ulis, 2008.

- Honoré Stéphanie, *Cancer du sein, l'annonce, le traitement, la rémission*, Éditions du Seuil, Paris, 2005.

- Joyeux Henri (Pr), Arnal-Morvan Bérengère (Dr), *Comment enrayer « l'épidémie » des cancers du sein et des récidives ?*, Éditions François-Xavier de Guibert, Paris, 3e édition, 2013. (Prix 2009 du livre de la Prévention médicale, décerné par l'Association nationale pour la prévention médicale.)

- Le Moal Laurence, Fitoussi Alfred, *Guide à l'usage des femmes, la ligue contre le cancer*, Éditions Bash, Paris, 2000.

- « Un autre regard sur le cancer : mieux comprendre les causes du cancer », DVD du colloque 2008 et « Un autre regard sur le cancer : mieux comprendre le cancer », DVD du colloque 2012, www.association-ressource.org

CHAPITRE 2

LE DÉPISTAGE ET LE DIAGNOSTIC AVANT LA CHIRURGIE

Le dépistage le plus précoce possible du cancer du sein doit être une préoccupation prioritaire du gynécologue, de chaque femme et aussi du médecin généraliste. La mammographie, l'échographie conventionnelle et aussi ductale permettent de mettre en évidence des cancers de plus en plus petits. Il est alors important d'analyser les cellules en pratiquant une biopsie avant de faire un choix thérapeutique.

Le principe du dépistage

Le dépistage, appelé aussi prévention secondaire, vise à identifier, au sein d'une population donnée et en s'aidant d'une ou de plusieurs techniques, les personnes atteintes d'une maladie. Cela peut passer par la prise en charge individuelle d'une patiente se rendant chez son médecin généraliste ou son gynécologue (15 % des femmes sont concernées), ou bien s'insérer dans le cadre d'un programme national de dépistage, comme cela se passe en France pour le cancer du sein : une mammographie gratuite est proposée tous les deux ans aux femmes ayant entre 50 et 74 ans, avec une double lecture (par deux radiologues). Pour être efficace et réduire de façon significative la mortalité par cancer du sein, la participation doit atteindre 70 à 80 % minimum, ce qui est loin d'être le cas en France, puisqu'actuellement environ 50 % des femmes seulement y participent. Ainsi, les résultats sont décevants malgré les efforts énormes et les sommes importantes dépensées depuis des années. Et les chiffres sont alarmants : 1/3 des femmes ne pratiquent aucun dépistage du cancer du sein, ainsi 40 % des cancers du sein sont-ils détectés à un stade tardif.

L'examen clinique

Le médecin généraliste, le gynécologue ou le radiologue (avant l'examen radiologique) examine les seins à la recherche :

- d'anomalies visibles au niveau de la peau, du mamelon, de l'aréole : épaississement et rétraction de la peau avec ou non aspect de peau d'orange, déformation, voussure, rougeur, ulcération, eczéma persistant, inversion ou rétractation récente du mamelon, nouvelles veines dilatées ;
- et/ou d'anomalies palpables : nodules, placards glandulaires, asymétrie, ganglions axillaires. Il vérifie l'absence d'écoulement mamelonnaire de liquide ou de sang, dont la présence peut dans certains cas révéler un cancer.

Le dépistage radiologique

Le mammographe, appareil dédié à la réalisation des mammographies, est spécialement conçu pour visualiser la structure mammaire. Les seins sont comprimés sur une plaque sensible soumise à de faibles doses de rayons X. Il existe actuellement deux types de mammographes : les conventionnels qui permettent l'obtention des films radiologiques habituels et les numériques qui sont munis d'un détecteur permettant le traitement des images (zoom, modification de contraste, diagnostic assisté par ordinateur).

La mammographie décrit des opacités et des calcifications ; ces images ne correspondent pas toutes à des cancers, ce sont la taille, la forme et la répartition de ces éléments qui vont orienter le radiologue. Les clichés sont en négatif : les zones blanches correspondent à des tissus opaques aux rayons X (tissu conjonctif de soutien), les zones noires aux tissus traversés par les rayons X (graisse, zones épithéliales situées dans le tissu glandulaire mammaire). On visualise le tissu conjonctif autour du tissu glandulaire. Plus la femme est jeune, plus le tissu conjonctivo-glandulaire est dense, moins il y a de graisse, et plus la mammographie est difficile à lire. Après la ménopause, le tissu glandulaire se raréfie et reste localisé dans les quadrants externes, le tissu graisseux envahit le sein, la mammographie est plus facile à lire.

■ La mammographie avec tomosynthèse

Cet appareil permet de dépister certains cancers mal visibles ou invisibles lors de la mammographie, de l'échographie, voire de l'IRM. Le tube à rayons X se déplace au-dessus du sein. Il fournit des images en 3D du sein compressé sous divers angles. La compression du sein est moins forte donc l'examen est moins douloureux. L'exposition aux rayons X est moindre car l'examen est plus court et moins récurrent. Cette mammographie avec tomosynthèse permet une meilleure visualisation du tissu mammaire (moins d'images de superposition des tissus) et ainsi une amélioration du taux de détection du cancer du sein.

■ La mammographie numérisée

Elle présente de nombreux avantages : pas de système de développement des clichés ; un stockage des données qui peuvent être reproduites si nécessaire ; un programme pour un diagnostic assisté par ordinateur ; la possibilité de fonctionner en réseau avec transfert des données numérisées. Et aussi une moindre exposition au rayonnement (l'équivalent d'un voyage en avion de huit heures) ; une surface d'exploration du sein plus grande ; un travail complémentaire de l'image permettant d'éliminer les superpositions et une meilleure visualisation des microcalcifications et de la vascularisation.

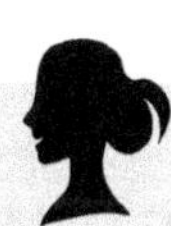

« Il n'y avait rien à la mammographie. Et puis, le médecin a demandé une échographie du sein et des creux axillaires qui a révélé une anomalie. Il s'agissait d'un carcinome lobulaire infiltrant de quinze millimètres, de grade I, sans atteinte ganglionnaire. Les récepteurs hormonaux étaient positifs. J'ai bénéficié d'une radiothérapie et d'une antihormonothérapie. Je vais bien. »

Arlette, 76 ans.

Quelques cancers bien visibles à la mammographie ne donneront pas d'image échographique. De même, certains cancers (le plus souvent lobulaires, de 15 à 20 % des cancers) ne seront pas vus à la mammographie mais le seront à l'échographie. Il faut donc considérer que l'on ne doit pas faire de mammographie seule, sans faire d'échographie complémentaire, même si la mammographie ne montre aucune image suspecte. Ceci n'est pourtant pas proposé dans la campagne nationale de dépistage, l'échographie complémentaire n'étant pratiquée qu'en cas d'anomalie mammographique ou à la palpation.

La galactographie

Cette technique d'exploration permet de visualiser les canaux galactophores par lesquels s'écoule le lait. Pour cela un produit de contraste est injecté par un pore mamelonnaire. Cet examen se pratique en cas d'écoulement non laiteux du mamelon (les écoulements lactescents, spontanés, bilatéraux et multipores ne sont pas inquiétants).

L'échographie conventionnelle

L'échographie utilise les ultrasons et permet de différencier les lésions solides (qu'elles soient bénignes ou malignes) des kystes (poches remplies de liquide) ayant donné ou non des anomalies mammographiques. Elle permet d'analyser des lésions palpables qui n'ont pas d'image mammographique. L'échographie est sans danger et peut être renouvelée régulièrement. C'est un examen de première intention chez la femme jeune, qui peut être suivi de clichés mammographiques au moindre doute. Le faisceau d'ultrasons de l'échographie conventionnelle, contrairement à l'échographie ductale, n'analyse que des segments de canal et explore le sein quadrant par quadrant, de façon orthogonale. L'échographie permet aussi de guider les biopsies percutanées et les repérages préopératoires.

Le suivi après cancer du sein est annuel avec une mammographie et une échographie des seins, mais aussi de la paroi thoracique (sur et dans les seins) et des creux axillaires. En cas de mastectomie, une échographie doit impérativement être pratiquée sur et autour de la cicatrice, car elle peut montrer des nodules de récidive.

Le saviez-vous ?

L'échographie ductale (de l'anglais *duct*, canal), par technique ducto-radiale, est un examen peu connu et pratiqué par un nombre restreint de médecins. Pourtant, elle représente une avancée exceptionnelle dans le diagnostic, notamment pour les petites tumeurs peu ou non visibles à la mammographie ou à l'échographie conventionnelle. Elle explore de façon anatomique, longitudinale, avec une sonde spécifique, les divers lobes mammaires constituant les seins. Chaque lobe présente de nombreux lobules, situés le long des canaux qui sont explorés depuis leur origine au niveau du mamelon jusqu'à leur extrémité distale. Dans les lobules, les éléments glandulaires appelés acini forment des structures semblables à des minigrappes de raisin. Le tissu épithélial qui tapisse canaux galactophores, lobules et acini est le lit de la majorité des lésions cancéreuses.

Le doppler et l'élastographie permettent d'affiner le diagnostic proposé par des médecins expérimentés.

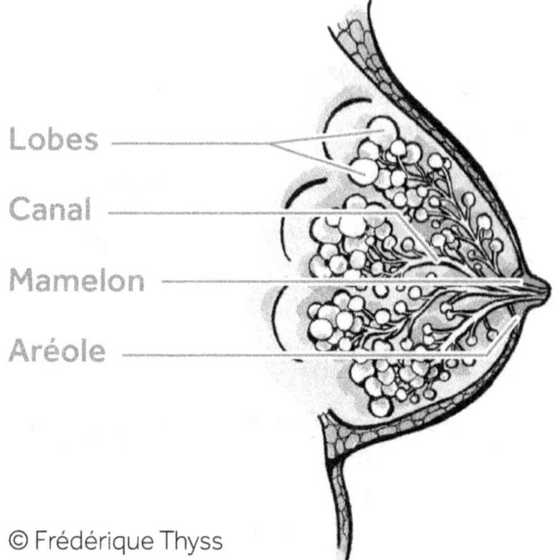

© Frédérique Thyss

L'IRM

Pour l'imagerie par résonance magnétique (IRM), un produit de contraste, le gadolinium, est administré par voie veineuse, afin de permettre de visualiser la vascularisation de tumeurs cancéreuses du sein. L'IRM permet de détecter de petites tumeurs d'un à deux millimètres (contre cinq millimètres pour la mammographie). Elle est pratiquée pour conforter ou compléter un diagnostic mammographique et échographique. Elle peut être un bon outil de dépistage chez les femmes à haut risque de cancer du sein, notamment chez les femmes jeunes aux seins denses, peu lisibles à la mammographie. En cas de cancer lobulaire souvent multiple et touchant les deux seins, elle peut permettre de dépister une ou plusieurs tumeurs. Elle peut aider à planifier la thérapie et à surveiller les seins après les thérapeutiques lourdes du cancer.

Astuce

Allongée sur le ventre, dans le « tunnel » dont le fond est ouvert sur la pièce, les seins pendant au travers de fenêtres prévues pour l'examen, un casque sur les oreilles à cause du bruit intense à venir pendant 20 à 30 minutes… Pour bien vivre l'IRM du sein, il vaut mieux tout de suite fermer les yeux, respirer profondément à partir de son ventre et visualiser des images positives que l'on aura préparées mentalement auparavant. Prendre du magnésium, des plantes anxiolytiques et de l'homéopathie antistress, la veille, une heure et une demi-heure avant l'IRM.

Du diagnostic à la chirurgie

Les décisions concernant les interventions vont se prendre en concertation entre un radiologue, un cancérologue, un gynécologue, un anatomopathologiste et un chirurgien.

Les micro- et macrobiopsies

On ne pratique plus de ponction à l'aiguille en cas de lésions suspectes, mais des biopsies.

La microbiopsie

Elle permet de prélever des échantillons de nodules tissulaires et se réalise généralement sous échographie. Après une anesthésie locale, des carottes de tissu sont prélevées à l'aide d'une sorte de pistolet, en vue d'une analyse histologique.

La macrobiopsie

Les prélèvements se font sous échographie ou par Mammotome®. Cet appareil permet de réaliser des macrobiopsies grâce à une technique utilisant le vide (aspiration par dépression). Après une anesthésie locale, une seule ponction est effectuée et permet le prélèvement de plusieurs carottes d'un volume supérieur à celles de la microbiopsie.

Le repérage

Il se fait juste avant l'intervention chirurgicale par le radiologue, sous contrôle échographique ou radiologique. Il consiste à mettre en place sans anesthésie un fil métallique ou un harpon au niveau de la zone à opérer pour guider le chirurgien vers la lésion initiale.

La chambre implantable

C'est un petit boîtier implanté sous la peau et relié à un cathéter, lui-même implanté dans une grosse veine. Posé sous anesthésie locale ou générale, ce système permet d'administrer des traitements (perfusions, médicaments) par voie intraveineuse sans solliciter les veines du bras. Il est utilisé pour les chimiothérapies anticancéreuses.

Il est possible tant pour les biopsies du sein que pour le repérage ou la pose de la chambre implantable de prendre un traitement naturel préalable pour limiter l'anxiété, minimiser la douleur et faciliter les suites de ces actes.

Certains médecins préfèrent une chirurgie d'emblée pour éviter le risque d'essaimage des cellules cancéreuses lors de la biopsie. D'autres conseillent une chimiothérapie systématique avant la chirurgie pour limiter un risque de dissémination peropératoire (pendant l'opération).

Une radiothérapie préopératoire est parfois proposée devant des tumeurs de gros volume afin de pouvoir pratiquer une chirugie moins mutilante. Dans certains cas de petites tumeurs, une radiothérapie peropératoire peut être proposée afin d'éviter d'irradier l'ensemble de la glande mammaire.

Bien que cela semble logique, il faut savoir qu'il est recommandé d'avoir déjà le diagnostic anatomopathologique avant l'intervention, afin de mieux choisir le protocole interventionnel et thérapeutique.

Par ailleurs, la durée de survie d'une cellule en dehors de son environnement est très courte et les chimiothérapies ou radiothérapies postopératoires ne laisseront guère de chances à un développement local ou locorégional de cellules cancéreuses isolées ayant migré par voie veineuse ou lymphatique (cellules métastatiques) pendant l'intervention.

_______________________ *Le saviez-vous ?*_______________________

Lorsque l'on détecte une tumeur, on injecte un colorant bleu dans sa zone. Il est véhiculé par voie lymphatique vers un premier ganglion, appelé ganglion sentinelle. Le chirurgien le repère en suivant le trajet de la coloration bleue. On peut donc l'enlever et l'analyser. S'il ne contient aucune cellule cancéreuse, on évite alors l'ablation des ganglions axillaires (ou curage axillaire). Si le ganglion sentinelle contient des cellules cancéreuses, le chirurgien pratique un curage axillaire. Le lymphœdème du bras – gonflement par accumulation de liquide lymphatique dans les tissus – est l'effet secondaire le plus invalidant de cette chirurgie, il doit être dépisté dès son apparition pour éviter l'installation de ce qu'on appelle le « gros bras ». (Association : Vivre mieux le lymphœdème, www.avml.fr). En cas de ganglions positifs, contenant des cellules cancéreuses, un traitement supplémentaire est proposé, le plus souvent une chimiothérapie.

L'ORDONNANCE

Pour limiter l'impact négatif du rayonnement de la mammographie : X-Ray 15 CH, 1 dose (petit tube) immédiatement après la mammographie. En cas de compression douloureuse du sein et de mauvais vécu émotionnel de cet examen, ajouter Arnica 5 CH et Arnica 30 CH une dose de chaque.

Pour tenter de limiter l'hypothétique risque de diffusion de cellules cancéreuses après la biopsie : Asteria rubens 5 CH, 2 granules matin et soir pendant deux semaines.

Pour mieux supporter la biopsie :

- Magnésium (D-Stress®, Biomag®, Ergymag®, 2 comprimés à avaler, 2 comprimés à sucer sous la langue, 2 gélules à avaler) ;

- plantes anxiolytiques – aubépine, passiflore… – (Euphytose®, Omezelis®, Spasmine®, Sympathyl®, 2 comprimés) ;

- homéopathie antistress (Ignatia amara, Passiflora composé ou Gelsemium sempervirens 9 CH, 2 granules) la veille, une heure et une demi-heure avant la macro- ou la microbiopsie, puis juste après ;

- Staphysagria 5 CH, 5 granules une fois, puis 2 granules matin et soir pendant une semaine ;

- Arnica 9 CH, 5 granules une fois, puis 2 granules matin et soir pendant une semaine.

…/…

Pour mieux supporter le repérage ou la pose de la chambre implantable sous anesthésie générale : Magnésium, plantes anxiolytiques et homéopathie antistress, la veille de l'acte. Le jour même, en raison de la nécessité d'être à jeun, prendre uniquement de l'homéopathie antistress (placer les granules sous la langue sans les avaler ou les dissoudre dans un peu d'eau et humecter sous la langue), une heure et une demi-heure avant le repérage ou la pose de la chambre implantable.

Ne pas oublier, dans tous les cas (biopsie ou repérage), de poser sur la zone concernée un patch d'anesthésiant local (Emla®) une heure avant, même si une piqûre d'anesthésie locale est proposée par le radiologue.

CHAPITRE 3

DE L'IMPORTANCE D'UNE BONNE SANTÉ INTESTINALE

La santé intestinale est une clé essentielle de santé aussi bien en prévention du déclenchement de nombreuses maladies mais aussi lors de l'accompagnement des thérapeutiques du cancer. Il ne suffit pas de prendre des probiotiques (flore), des prébiotiques (fibres) ou des symbiotiques (pré- et probiotiques). Il faut aussi se soucier de l'intégrité de la muqueuse intestinale, soumise au stress du passage permanent de molécules étrangères industrielles ou naturelles et au développement fréquent de bactéries, virus ou champignons susceptibles de l'altérer.

Prôner une alimentation-santé, même « bio », n'est pas suffisant si le tube digestif, notre « deuxième cerveau », n'assume pas dans de bonnes conditions le métabolisme des aliments que nous lui apportons, c'est-à-dire leur transformation en molécules simples afin de subvenir aux besoins métaboliques et énergétiques de l'organisme. De la même façon, nous soigner avec les médecines naturelles, par la phytothérapie, les oligoéléments et les vitamines notamment, est positif, mais, si la muqueuse intestinale n'est pas en bon état et n'est pas restaurée, nous n'allons pas en bénéficier de manière optimale.

La muqueuse intestinale

D'une superficie de plus de 300 m^2, appelée aussi barrière intestinale, elle a pour fonction de digérer et d'assimiler les nutriments, mais aussi de gérer l'arrivée de substances étrangères (colorants, conservateurs, pesticides, médicaments allopathiques dont hormones et antibiotiques, thérapeutiques naturelles…) et de micro-organismes (bactéries, virus, champignons) plus ou moins pathogènes. Elle abrite son propre système de défense, un tissu, le GALT (*Gut-Associated lymphoid tissue*) qui contient 70 % des cellules immunitaires de l'organisme dont un très grand nombre de lymphocytes (les B, producteurs d'anticorps, les immunoglobulines et les T), responsables de l'immunité cellulaire.

Le rôle de la flore intestinale

Normale dite commensale, elle est constituée de bactéries en équilibre. Elle représente dans sa totalité plus de 500 espèces différentes, cent mille milliards de bactéries et pèse autour de 2 kg. Principalement constituée de lactobacilles et de bifidobactéries, elle est particulièrement abondante au niveau du gros intestin. La flore siège dans la lumière intestinale et au niveau du glycocalyx[1]. Son rôle est d'assurer un équilibre empêchant la prolifération de bactéries ou virus pathogènes et de neutraliser les toxines. Ces bactéries sont capables de nombreuses réactions métaboliques, nécessaires notamment à l'absorption des nutriments et au devenir de substances endogènes sécrétées par les voies biliaires. Elles interviennent dans la synthèse de nombreuses vitamines (K et certaines du groupe B), aident au bon transit intestinal, à l'entretien et au renouvellement de la paroi intestinale, et permettent la digestion des fibres végétales non détruites par les sucs digestifs. Elles participent à la stimulation du système immunitaire.

Les altérations de la muqueuse intestinale au niveau des entérocytes, les cellules faisant partie de l'épithélium de revêtement recouvrant l'intérieur de l'intestin, ou de leurs jonctions créent un phénomène d'hyperperméabilité intestinale (*leaky gut syndrome*) que certains appellent porosité intestinale. Elles permettent ainsi le passage inapproprié de molécules indésirables notamment alimentaires. Celles-ci engendrent alors, via le système immunitaire digestif, des réactions retardées appelées intolérances alimentaires, induites par des anticorps de

---

1   Revêtement fibreux protégeant la membrane cellulaire.

type immunoglobulines G, bien plus fréquentes que les allergies alimentaires, (réactions immunologiques immédiates induites par des immunoglobulines E et ne concernant que les sujets atopiques à risque génétique, soit 3 % de la population). Les intolérances alimentaires sont des phénomènes réversibles ou « améliorables », les allergies sont, elles, définitives.

La dysbiose qui correspond au déséquilibre de la flore intestinale est une des grandes causes de ces troubles de la perméabilité intestinale. Elle peut être liée soit à une prolifération anormale d'une flore microbienne – dysbiose de fermentation au niveau du côlon droit liée à une surconsommation de sucres et amidons raffinés – dysbiose de putréfaction au niveau du côlon gauche liée à une surconsommation de viandes ou de graisses ; soit à une déficience de la flore normale à la suite d'une chimiothérapie ou d'une antibiothérapie ; soit à une mastication insuffisante. L'alcoolisme, le stress chronique, les toxiques de l'environnement (insecticides, herbicides, fungicides, métaux lourds), un dysfonctionnement du système immunitaire sont autant d'éléments pouvant perturber la flore et la muqueuse intestinales.

Les intolérances alimentaires

Ces réactions liées aux intolérances alimentaires aboutissent à la formation en surabondance de complexes immuns en présence du complément. Ils se déposent sur les tissus et organes digestifs puis extradigestifs en libérant des substances pro-inflammatoires et en générant une surproduction locale de radicaux libres.

Au niveau digestif, les signes d'appel sont nombreux : brûlures gastriques, gaz, ballonnement, douleurs, colite, diarrhée, constipation... Les manifestations décrites sont bien plus d'une centaine et peuvent affecter tous les étages : toux, rhinite, sinusite, urticaire, eczéma, psoriasis, migraine, douleurs et raideurs articulaires, crampes, irritabilité, anxiété, dépression, fatigue...

Le dosage des intolérances alimentaires est possible par une simple prise de sang à adresser à un laboratoire spécialisé. Plusieurs possibilités sont actuellement disponibles de 50 à 500 euros selon le nombre d'aliments testés et les laboratoires. On teste les produits laitiers (vache, brebis, chèvre), les œufs (blanc et jaune), les céréales, les légumineuses, les poissons, les crustacés, les légumes, les fruits, les épices et divers produits de consommation courante. Un régime d'exclusion des aliments concernés est alors proposé pendant plusieurs mois.

Diverses thérapeutiques naturelles sont instaurées pour restaurer l'intégrité de la muqueuse intestinale : la L-glutamine comme carburant des entérocytes ; des plantes comme *Ginkgo biloba*, *Aloe vera*, *Curcuma longa*, *Camellia sinensis*, pour leur action stimulant la sécrétion du mucus protecteur de la muqueuse intestinale ; des complexes associant glutathion, vitamines et minéraux anti-oxydants pour lutter contre le stress oxydatif cellulaire ; des oméga-3 pour leurs propriétés anti-inflammatoires et immunomodulatrices. Parallèlement, l'équilibre de la flore digestive est rétabli par la prise de symbiotiques, association de flore et de fibres.

Après au moins neuf mois de traitement et d'exclusion alimentaire, on note un mieux-être physique et psychique et la disparition ou l'amélioration d'un grand nombre de symptômes. On aura agi ainsi au cœur même du temple de l'immunité, ce qui est essentiel en cas de cancer.

Ces travaux autour des intolérances alimentaires[1] sont très documentés. Ils permettent de confirmer majestueusement la démonstration du Dr Jean Seignalet qui conseillait un régime hypotoxique dit ancestral, avec éviction principalement des produits laitiers et des aliments contenant du gluten qu'il considérait comme impliqués dans la genèse de certaines pathologies auto-immunes et de certains cancers.

---

1   Les intolérances alimentaires aux IgG et leurs répercussions en matière de santé, conférence du Dr Nicolas Zamaria, Paris, 2007.

Il est possible par la pratique de ce bilan d'intolérances alimentaires d'obtenir une cartographie individualisée en vue d'un régime d'exclusion personnalisé et non plus d'un modèle unique applicable à tous. Les résultats n'en peuvent être que meilleurs en préventif et en curatif, à court et à long terme.

Les aliments du quotidien et les thérapeutiques naturelles proposées seront bien plus bénéfiques, et les médicaments allopathiques incontournables en cas de cancer (anesthésiques, chimiothérapie, antihormonothérapie) mieux supportés si nous savons restaurer et protéger notre intestin. De plus l'immunité s'en portera mieux, ce qui essentiel dans l'objectif à long terme de vivre avec la maladie et de lutter pied à pied contre les risques de récidive, de métastases et de second cancer.

En savoir plus

- Dr Jean Seignalet, *L'Alimentation ou la 3e médecine*, 5e édition, Éditions François-Xavier de Guibert, 2004.

- Scarlett Weinstein-Loison, *La santé commence par les intestins*, Éditions Le Souffle d'or, 2008.

- Dr Michel Lallement, *Les clés de l'alimentation santé : intolérances alimentaires, inflammation chronique et maladies émergentes*, Éditions Mosaïque Santé, 2012.

- Dr Michel Lallement, Valérie Parée, *L'alimentation santé en pratique : conseils pratiques, astuces, recettes et menus*, Éditions Mosaïque Santé, 2013.

- Dr Michel Lallement, *Les 3 clés de la santé*, Éditions Mosaïque Santé, 2014.

- Marion Kaplan, Dr Bruno Donatini, Dr Laurent Hervieux, *Alimentation sans gluten ni laitages*, Éditions Jouvence Santé, 2e édition, 2013.

CHAPITRE 4

ALIMENTATION ET CANCER DU SEIN

Aujourd'hui, on sait avec certitude que l'alimentation joue un rôle dans la survenue du cancer du sein. Ce fait est de plus en plus documenté scientifiquement. Cela est presque une bonne nouvelle car c'est un facteur de risque modulable, sur lequel on peut donc intervenir en s'efforçant de modifier ses habitudes alimentaires.

Alimentation et cancer, ce que l'on sait

L'alcool

Le lien entre la consommation d'alcool et le cancer du sein est désormais bien établi. L'éthanol modifie le métabolisme des œstrogènes, ces hormones féminines impliquées dans la plupart des cancers du sein. Ce risque de développer une tumeur existe même pour une faible consommation. Dès un verre par jour (tous alcools confondus, y compris vin et bière) le risque est présent et devient très significatif au-delà de trois verres par jour (+ 30 %)... On réservera donc sa consommation d'alcool aux moments de convivialité.

Les graisses

Des études ont montré que le surpoids accroît le risque de cancer du sein, surtout si les cellules adipeuses qui fabriquent des œstrogènes, promoteurs de cancer, sont réparties selon un modèle dit androïde (graisse autour de la taille). Ces cellules favorisent la dissémination des cellules anticancéreuses.

Toutes les matières grasses animales, les graisses saturées contenues dans les viandes et les produits laitiers sont à consommer avec modération. Par ailleurs, selon une étude récente de l'Inserm et de l'Institut Gustave Roussy, il est établi que les acides gras trans, ces graisses d'origine industrielle contenues dans de nombreux aliments (plats préparés, viennoiseries, chips…), augmentent le risque de développer une tumeur mammaire.

■ Les sucres

De nouveaux résultats de l'étude WHI (Women's Health Initiative), qui évalue les risques et bénéfices du traitement hormonal substitutif de la ménopause, ont fait le lien entre le taux d'insuline (donc de sucre dans le sang) et le risque de cancer du sein. Le lien entre obésité et cancer du sein chez la femme ménopausée s'expliquerait ainsi par ce taux plus élevé d'insuline et, par voie de conséquence, par un excès d'hormones (œstrogènes) – produites par les cellules adipeuses chez les femmes présentant un surpoids important (Indice de masse corporelle > 30). Après un bon repas, une marche digestive de trente minutes est conseillée.

Ce résultat confirme l'une des principales hypothèses mises en avant par le docteur David Servan-Schreiber dans son livre *Anticancer*. Il y souligne « le rôle important de l'alimentation trop sucrée à index glycémique élevé et l'intérêt d'adopter un régime alimentaire à index glycémique bas, pour réduire le taux de sucre dans le sang et donc la sécrétion d'insuline et son influence néfaste sur la croissance des cellules cancéreuses ».

Le livret, qui accompagne l'ouvrage de David Servan-Schreiber, est mis gratuitement à la disposition des internautes sur le site www.guerir-elearning.org. On y trouve entre autres l'assiette anticancer, un tableau pour choisir ses aliments en fonction de l'index glycémique, la liste des fruits et légumes les plus et les moins contaminés, les produits de consommation courante à éviter, un résumé de l'alimentation détoxifiée. Et aussi le programme E.learning « Le mode de vie anticancer » basé sur le livre *Anticancer* de David Servan-Schreiber.

Astuce

Bénéficiez des conseils de deux coachs engagés, auteurs de livres à succès sur l'alimentation bio et la santé, le docteur Lylian Le Goff, médecin environnementaliste, concepteur de la Triade Alimentaire® et Laurence Salomon créatrice de la Cuisine Originelle®. Voir www.lecoachminceurbio.com.

En savoir plus

- Salomon, *Ceci n'est pas un régime*, Marabout, 2013.
- Degorce Olivier, Geers Amandine, *Indice glycémique, objectif minceur*, Éditions La Plage, Sète, 2007.
- Servan-Schreiber David (Dr), *Anticancer*, Éditions Robert Laffont, Paris, 2010, 2e édition.

Alimentation anticancer

Il est donc conseillé d'éviter le régime de type « western » – avec excès de viande et charcuterie – pour privilégier le régime de type méditerranéen, facile à adopter pour la plupart d'entre nous. De nombreuses études ont montré que ce régime méditerranéen permettait de prévenir la survenue de certains types de cancers.

En savoir plus

- Burckel André, *Les Bienfaits du régime crétois*, Éditions J'ai lu, Paris, 2004.
- www.thierrysouccar.com

Il consiste en des repas riches en fibres, vitamines et minéraux et suppose l'utilisation de corps gras riches en acides gras polyinsaturés :

- Beaucoup de légumes, toujours de saison, et de fruits crus ou cuits. Pour leur richesse en antioxydants, on choisira le chou et les brocolis, riches en sulforaphanes ainsi que les légumes orange et rouges, riches en bêta-carotène et lycopène – ce dernier étant généré par la cuisson, on pensera à consommer des tomates cuites.
- De l'huile d'olive de première pression à froid en alternance avec de l'huile de colza.
- Peu de viande (de la volaille de préférence au bœuf), du poisson de petite taille, la consommation de poissons gras (hareng, sardine, maquereau, saumon) riches en oméga-3, qui sont des acides gras polyinsaturés et que l'on trouve aussi dans les noix et les amandes par exemple.
- De l'eau comme boisson mais aussi des jus de fruits non sucrés, un peu de vin rouge pour les polyphénols contenus dans les tanins et du thé vert.
- Des produits laitiers, principalement à base de lait de chèvre ou de brebis, un lait riche en acide alpha-linolénique, offrant des propriétés bienfaitrices pour le système circulatoire.

On consomme des épices et des herbes aromatiques. Elles parfument les plats et permettent de réduire la quantité de sel et de sucre. En outre, en contribuant à la saveur, elles permettent de diminuer la quantité de gras et donc de calories dans son alimentation.

Les graines de lin contiennent des lignanes, des phytoœstrogènes présents en concentration très élevée. Des chercheurs de l'université de Toronto avancent que la consommation quotidienne de ces lignanes aide à prévenir le cancer du sein. L'acide alpha-linolénique contenu dans ces mêmes graines jouerait aussi un rôle. Il faut les moudre et les saupoudrer sur les céréales et les légumes.

En savoir plus

- Béliveau Richard (Dr), Gingras Denis (Dr), *Les Aliments contre le cancer*, Éditions Le Livre de Poche, Paris, 2012.

- Giraud Nathalie, *Épices et Santé*, Éditions Trédaniel, Paris, 2009.

- Leroy-Vlako Caroline, *Les Plantes et Herbes aromatiques, cuisine, santé, beauté*, Éditions Nouvel Angle, Argenteuil, 2009.

- Le site de l'association Au sein des femmes, créée par le docteur Bérengère Arnal-Morvan, www.auseindesfemmes.com (site en construction), auseindesfemmes@free.fr.

- Et www.femininbio.com qui propose une rencontre entre le docteur Bérengère Arnal-Morvan et l'écrivain et docteur David Servan-Schreiber.

Les résultats des études sont contradictoires au sujet du soja. Certaines montrent qu'il protège du cancer du sein, d'autres qu'il augmente le risque.

En effet, il contient des phytœstrogènes (en particulier la génistéine) qui se comportent différemment en fonction du milieu hormonal, mais aussi des habitudes prises dans l'enfance d'en consommer ou non. Dans le doute, on peut à la rigueur manger un produit à base de soja par jour, obligatoirement bio et sans OGM, et seulement deux à trois fois par semaine en cas de cancer du sein. Évitez par ailleurs de consommer des compléments alimentaires trop dosés en soja. Ceux-ci sont contre-indiqués par certains chercheurs comme le Professeur Catherine Bennetau-Pelissero, expert à l'Anses, en cas de cancer du sein avec des récepteurs hormonaux œstrogéniques positifs, selon le principe de précaution. Selon elle, seule une consommation modérée depuis l'enfance semble être protectrice du cancer du sein et une consommation tardive alors que des cellules cancéreuses sont présentes peut aggraver la situation. D'autres chercheurs comme le professeur Vincent Castronovo ne partagent pas cet avis et préconisent une alimentation riche en soja, qui permettrait de réduire de 30 % le risque de récidive chez les femmes atteintes d'un cancer du sein.

La cuisson des aliments : privilégier les cuissons douces

On sait aujourd'hui que les températures élevées, par une suite de réactions chimiques (réactions de Maillard), génèrent des molécules toxiques. On trouve ces dernières par exemple dans la croûte des rôtis et du pain. Et aussi de l'acrylamide dans les chips, du benzopyrène dans les poissons fumés, les fritures et les grillades au barbecue, de l'hydroxyméthylfurfural dans les sucreries cuites et les miels chauffés, de l'acroléine dans les matières grasses surchauffées…

La première règle est donc le choix des cuissons douces, en particulier celles à l'étouffée (cocotte en fonte ou terre cuite avec un couvercle), à la vapeur douce ou encore au wok.

Quelques conseils supplémentaires :

* les nouveaux fours à vapeur qui ne dépassent pas les 100 °C sont aussi intéressants ;
* on évitera l'utilisation du four à micro-ondes qui provoque l'agitation à haute température des molécules des aliments ;
* on évitera aussi le barbecue, un mode de cuisson qui atteint des températures très élevées et où les braises transforment la graisse du poisson ou de la viande en benzopyrène, une substance cancérigène ;
* pour les papillotes au four, on choisira du papier sulfurisé plutôt que du papier d'aluminium ;
* enfin, on s'équipera de poêles et de casseroles en acier inoxydable, un matériau neutre qui diffuse la chaleur en douceur.

En savoir plus

* Bouguet-joyeux Christine, *Le Guide pratique de gastronomie familiale*, Éditions François-Xavier de Guibert, Paris, 2003, édition revue et augmentée.
* Bouguet-joyeux Christine, *Tout à la vapeur douce, 100 recettes*, Éditions François-Xavier de Guibert, Paris, 2005.
* L'association Au sein des femmes organise des ateliers cuisine anticancer animés par Christine Bouguet-Joyeux, www.auseindesfemmes. com (site en construction), auseindesfemmes@free.fr. Elle propose également des informations et des stages de cuisine santé en lien avec les principes de l'énergétique chinoise.
* www.katieboschetti.com

Manger bio ?

Manger bio ne garantit pas que l'on ne sera pas malade, pas plus que conduire plus doucement ne garantit que l'on n'aura pas d'accident, mais cela réduit le risque. La consommation de produits biologiques dès le plus jeune âge permet de réduire l'exposition à toutes sortes de molécules présentes dans l'alimentation industrielle, dont on ignore les effets à long terme sur la santé mais que l'on soupçonne de plus en plus d'être à l'origine de différentes maladies et en particulier de cancers. Les aliments biologiques sont en général plus onéreux mais c'est un choix de santé. Et il faut savoir qu'à poids égal un aliment biologique frais contient moins d'eau et donc plus d'éléments nutritifs, d'où la nécessité d'une moindre quantité dans l'assiette…

Selon des études très récentes, les fruits et légumes bio (donc sans pesticides) contiennent plus de molécules antioxydantes (type polyphénols) – donc protectrices – que les fruits et légumes non bio, car ils sont contraints de les fabriquer pour leur propre défense.

En savoir plus

Pour retrouver le plaisir de cuisiner des produits frais et bio, voir les sites internet suivants :

- www.whats-for-dinner.info ;
- www.biogourmand.info ;
- www.femininbio.com ;
- www.cleacuisine.fr ;
- Béliveau Richard (Dr), Gingras Denis (Dr), *Cuisiner avec les aliments contre le cancer*, Éditions Robert Laffont, Paris, 2010.

Consultez également les références suivantes :

- Institut national du cancer (www.e-cancer.fr) ;
- Agence française de sécurité sanitaire des aliments (www.afssa.fr), ministère de la Santé et des Sports (www.sante.gouv.fr) ;
- Centre international de recherche sur le cancer (www.iarc.fr).
- *Guide terre vivante de la cuisine saine et gourmande, 1 000 recettes pour tous les jours*, collectif, Terre vivante, 2013.

CHAPITRE 5

AGIR SUR SON ENVIRONNEMENT QUOTIDIEN

La pollution de notre environnement quotidien, intérieur et extérieur, joue un rôle majeur dans la hausse du nombre de cancers du sein. Les composés chimiques présents dans l'habitat, le mobilier, l'eau, les produits ménagers et cosmétiques, etc. apparaissent aujourd'hui comme d'importants facteurs de risque. Il est possible de lutter contre cette pollution en adoptant un mode de vie plus écologique qui, de surcroît, préserve aussi la planète.

Un rapport présenté en avril 2008 aux députés européens par le professeur Andreas Kortenkamp, responsable du service de toxicologie de l'université de Londres et spécialiste de cette question, met de nombreuses substances chimiques en accusation. La liste est longue et comprend entre autres les insecticides, les conservateurs, les substances contenues dans les crèmes solaires, les alkylphénols que l'on trouve dans les encres, les détergents, les peintures, les plastiques...

Andreas Kortenkamp souligne par ailleurs qu'un « nombre étonnamment peu élevé de ces produits chimiques de synthèse utilisés aujourd'hui ont été dûment évalués en ce qui concerne leur sécurité et leur toxicité ». Il se soucie également de leur inquiétant effet cocktail. Certains produits peuvent additionner leurs effets alors qu'ils semblent complètement inoffensifs lorsqu'ils sont étudiés isolément en laboratoire.

Selon ce rapport, il existe une véritable urgence à renforcer l'évaluation de tous les produits de synthèse utilisés dans notre environnement immédiat, dans nos domiciles, sur les lieux de travail ou dans l'industrie agroalimentaire.

La Commission européenne poursuit son travail et a publié en février 2012 un rapport sur l'état de la science concernant les perturbateurs endocriniens. Elle examine actuellement les éléments nécessaires pour définir et identifier ces substances.

Le saviez-vous ?

Lorsque l'on suit un traitement médical, les produits, par le biais des urines, arrivent dans l'eau et y restent. Tous les cours d'eau des pays industrialisés sont contaminés par des résidus d'hormones féminines provenant des pilules anticonceptionnelles et des traitements hormonaux de la ménopause. De même, l'eau contient des stéroïdes provenant de l'urine des animaux de boucherie et des vaches laitières, qui sont administrés aux animaux pour augmenter les rendements. Les usines de traitement de l'eau ne filtrent pas ces produits et les normes de pollution n'en tiennent pas compte. Leur effet sur la santé n'est pas étudié, mais il est évident que la présence de ces perturbateurs endocriniens dans l'eau joue un rôle dans l'augmentation du nombre de cancers du sein.
Voir aussi www.anses.fr.

L'air intérieur

Nous passons, pour la plupart d'entre nous, plus de 80 % de notre temps
dans des lieux clos (logement, locaux de travail…). L'air de ces locaux contient
divers polluants en quantité variable provenant de quatre sources principales :
l'air extérieur, certains constituants du bâtiment (y compris le mobilier) qui
émettent en permanence des composés organiques volatils (COV), l'activité
humaine (cuisine, tabagisme, émanations de biocides des produits ménagers,
cosmétiques…) et les appareils à combustion (monoxyde de carbone, dioxyde
d'azote…).

Cette pollution se révèle de fait plus importante que celle de l'air extérieur. Le
ministère de la Santé et des Sports et l'Inpes ont élaboré, avec la collaboration
du ministère de l'Écologie, de l'Énergie, du Développement durable et de la Mer,
une plaquette d'information à destination du grand public, le *Guide de la pollution
de l'air intérieur*, à consulter sur www.territoires.gouv.fr.

Le principe de la dépollution de l'air par les plantes reposerait sur l'échange gazeux. Les polluants sont absorbés par les feuilles. Des micro-organismes vivant dans les racines les convertissent en produits organiques qui servent alors à nourrir les plantes. La plante émet ensuite de la vapeur d'eau par un processus de transpiration et améliore ainsi le taux d'humidité et le taux d'oxygène dans la maison. Les plantes les plus efficaces pour dépolluer l'air seraient l'*Aloe vera* et le philodendron qui éliminent respectivement 90 % et 86 % du formaldéhyde.

Bien évidemment, on évitera d'utiliser des produits chimiques pour soigner ses plantes… et on privilégiera la prévention grâce à l'aération.

Quelques autres exemples de purification par les plantes

Plantes	Substances éliminées
Azalée	Ammoniac
Chrysanthème	Trichloréthylène
Chlorophytum	Monoxyde de carbone
Lierre	Benzène

En savoir plus

- L'Asef (Association santé environnement France) rassemble des médecins et de nombreuses associations environnementales de santé. Elle propose des guides verts pour le ménage et la protection de la santé des enfants, www.asef-asso.fr.

- Voir aussi www.iarc.fr, www.reseau-environnement-sante.fr et association Habitat santé environnement : www.hsen.org.

Le ménage écologique

Les produits d'entretien pour la maison sont très nombreux. On sait désormais qu'ils contiennent pour la plupart des composés toxiques et irritants, voire dangereux, à la fois pour la santé et pour l'environnement. Aujourd'hui, on trouve de nombreux produits ménagers bio. Mais on peut aussi modifier ses habitudes et revenir aux recettes de nos grands-mères : vinaigre blanc, bicarbonate de soude, savon noir, etc. Des produits simples et bon marché qui suffisent aux besoins ménagers et qui ne polluent pas l'environnement lorsqu'ils sont déversés dans les égouts.

On peut découvrir ces recettes sur Internet, en particulier sur le célèbre site de Raffa, une jeune biologiste française qui vit en Belgique. Elle a effectué de nombreuses recherches et expériences qui lui ont permis de créer des produits d'entretien ayant pour base des ingrédients simples et écologiques. On peut ainsi fabriquer soi-même la lessive, le liquide vaisselle, les produits à récurer, le nettoyant w.-c., le produit d'entretien des meubles, etc.

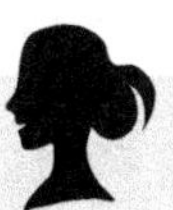

« J'évite d'utiliser les produits ménagers industriels car mon enfant est allergique : avec le vinaigre blanc, je lave les vitres et j'essuie avec une lingette en microfibres. D'ailleurs, si elles ne sont pas très sales je me sers uniquement de la lingette. Le vinaigre blanc ne coûte pas cher et ne pollue pas. Le bicarbonate de soude peut servir à nettoyer les sanitaires, mais pour le reste de la maison je préfère la pierre d'argile qui entretient parfaitement l'émail et l'inox. Elle laisse une mince pellicule qui évite que le calcaire ne se dépose à nouveau trop vite. Pour le reste, liquide vaisselle et nettoyant pour le sol, j'ai choisi la gamme bio Étamine du lys, elle est à base d'essences de plantes et sent bon. Pour les meubles et le parquet, il y a la cire d'abeille. Enfin, je mets des fleurs de lavande séchées dans le filtre de l'aspirateur pour que cela sente bon. »

Chantal, 37 ans.

Elle a par ailleurs écrit un livret, le *Grand Ménage*, résumé de toutes ses recettes, que l'on peut télécharger gratuitement ou acheter sous forme de livre.

En savoir plus

- www.raffa.grandmenage.info
- www.pierre-argile.com
- www.etamine-du-lys.com

Attention aux cosmétiques

Sur le site internet de Rita Stiens, une journaliste allemande pionnière dans la dénonciation des dangers des cosmétiques, on peut décoder les notices des produits et savoir très vite si tel ou tel ingrédient présente un danger. On y trouve la liste la plus complète de tous les ingrédients utilisés par la cosmétique industrielle, la liste INCI (*International Nomenclature of Cosmetic Ingredients* pour Nomenclature internationale des ingrédients cosmétiques).

En savoir plus

- Ghesquière Anne, Demange Ève, *Achetons de la cosmétique bio*, Éditions Minerva, Paris, 2007.
- Ghesquière Anne, de Foucault Marie, *My natural beauty book*, Eyrolles, 2014.
- Hampikian Sylvie, *Créez vos cosmétiques bio*, Éditions Terre Vivante, Mens, 2007.

⚮ Stiens Rita, *La Vérité sur les cosmétiques*, Leduc.s éditions, Paris, 2012, édition revue et augmentée.

⚮ Stiens Rita, *Les Meilleures Recettes de beauté naturelle*, Leduc.s éditions, Paris, 2006.

⚮ www.laveritesurlescosmetiques.com

⚮ www.femininbio.com

La controverse sur les parabens

Les parabens sont des conservateurs utilisés dans 80 % des cosmétiques mis sur le marché. Il en existe plusieurs sortes et ils portent sur l'étiquetage des noms composés de benzyl, ethyl, methyl ou encore propyl. On en trouve aussi dans les produits alimentaires, les colles, les pansements, les gouttes nasales, ophtalmologiques et auriculaires, ainsi que dans des solutions injectables, voire dans des ovules et suppositoires. Leur danger potentiel proviendrait de leur capacité à mimer l'action des hormones féminines en s'attachant aux récepteurs d'œstrogènes des cellules de l'organisme.

Or on sait que les facteurs hormonaux sont prédominants dans le développement d'un cancer du sein. Donc le fait que ces éléments soient métabolisés (c'est-à-dire qu'on puisse les retrouver dans l'organisme) peut être considéré comme préoccupant, le risque étant leur accumulation. Le principe de précaution s'impose donc ; dans le doute on vérifiera la composition des produits et l'on n'utilisera que ceux sans parabens, de plus en plus nombreux sur le marché.

La pollution électromagnétique

Selon les études, l'électropollution entraîne une diminution de la mélatonine, une hormone qui induit le sommeil, régule l'humeur et inhibe la prolifération des cellules cancéreuses. Or, nous vivons entourés d'une multitude d'appareils, téléphone portable ou sans fil, Wi-Fi, four à micro-ondes, lampes basse consommation, etc., dont les effets se cumulent. Sans oublier les antennes relais présentes un peu partout, en particulier sur les toits des villes.

On ne connaît pas encore l'impact à long terme sur notre santé de cette prolifération. Une fois de plus, le principe de précaution s'impose et en l'occurrence le bon sens et la modération. Quelques exemples : choisir le branchement et non la Wi-Fi pour son ordinateur à la maison, dormir dans une pièce sans aucun appareil électrique y compris la télévision, ne pas laisser son portable allumé sur la table de nuit...

Le cactus serait la plante conseillée pour réduire les effets nocifs des ondes électromagnétiques émises par la télévision ou l'ordinateur.

En savoir plus

- www.terrevivante.org
- Guedj Marcel, *Se protéger de la pollution électromagnétique*, Austica, 2011.
- « Un autre regard sur le cancer : le rôle de l'environnement sur le cancer », DVD du colloque 2009, www.association-ressource.org.

DE L'EXERCICE AVANT, PENDANT ET APRÈS LE CANCER DU SEIN

L'impact de l'activité physique sur le cancer du sein et les effets secondaires de ses traitements n'est plus à démontrer. Depuis les années 2000, de nombreuses études ont démontré les bénéfices de l'activité physique sur la qualité de vie, le taux de rechute et la mortalité. Toutes les études se rejoignent : une activité sportive régulière a une action protectrice contre les cancers, notamment le cancer du sein. L'inactivité est considérée comme responsable de 10 à 16 % des cas de cancer du sein.

Que faire ?

Pratiquer quotidiennement 30 à 60 minutes d'exercice physique est un moyen simple et efficace de réduire le risque de cancer du sein et de préserver la santé de ses seins. Et il n'est jamais trop tard pour se lancer, à tout âge cela sera bénéfique, diminuant le risque de développer un cancer. Par ailleurs, et c'est une bonne nouvelle, inutile d'en faire trop, l'important est dans la régularité, côté intensité, le conseil est plutôt la modération. En effet, une pratique atteignant les dix heures par semaine ne s'accompagne pas d'un bénéfice supplémentaire. Les auteurs en concluent qu'il est inutile de s'épuiser et les spécialistes s'accordent aujourd'hui sur 30 minutes par jour en moyenne, sans forcer. Cet objectif peut être fractionné au cours de la journée et de la semaine. « On peut déjà apprendre à se servir moins de sa voiture et à effectuer le maximum de déplacements à pied ou en vélo, monter les escaliers plutôt que prendre les escaliers roulants, etc., insiste Anna, kinésithérapeute. Mais pourquoi ne pas s'inscrire à un cours de gymnastique, aller à la piscine, faire du vélo... » Marcher 30 à 45 minutes par jour est déjà une pratique suffisante.

Poursuivre une activité physique pendant et après la maladie

Europa Donna, association de coalition européenne contre le cancer du sein, a édité une brochure à télécharger sur son site pour expliquer aux femmes ayant été opérées comment mettre en route une activité sportive. La pratique d'un sport est préconisée après l'opération mais en suivant quelques règles : éviter les gestes répétitifs, les contractions musculaires prolongées et les chocs. La marche et la natation sont des sports particulièrement recommandés.

En savoir plus

⚕ Des outils simples pour être plus active : www.breasthealthday.org, www.europadonna.fr

Yoga

Une équipe américaine d'une université du Texas a évalué l'impact du yoga sur le vécu des femmes atteintes de cancer du sein et traitées par radiothérapie. Respiration, relaxation... une trentaine de femmes ont assisté deux fois par semaine à ces cours de yoga pendant toute la durée de leur traitement. Les participantes au programme rapportent une plus grande activité physique et sociale, une meilleure perception de leur état de santé, un plus faible niveau de fatigue et un meilleur sommeil que les autres.

Autre étude intéressante, celle du professeur Suzanne Danhauer de la Wake Forest University School of Medicine de Winston Salem (Caroline du Nord), qui a fait participer pendant dix semaines quarante-quatre femmes souffrant d'un cancer du sein à des séances de yoga, d'autres patientes constituant un groupe contrôle. Au terme de l'étude, les auteurs ont observé une réduction de 50 % des symptômes dépressifs dans le groupe yoga, avec une augmentation de 12 % du nombre de femmes qui faisaient état d'un sentiment de bien-être. Celles qui se sentaient le plus mal au début de l'étude sont celles qui ont le plus bénéficié des séances.

En savoir plus

☞ Docteur Lionel Coudron, *Yoga thérapie*, Odile Jacob, 2010.

☞ Institut de Yoga Thérapie : www.idyt.com

Karaté-do

Le docteur Thierry Bouillet, oncologue à l'hôpital Avicenne de Bobigny, et Jean-Marc Descotes, professeur de karaté-do, ancien sportif de haut niveau et président du collectif K, ont créé le centre Cami (Cancer arts martiaux informations) qui a été baptisé ainsi en référence au terme japonais kami qui signifie divinité.

Le karaté-do est un art martial ancien. C'est une méthode d'autodiscipline qui développe le caractère au travers de l'entraînement, par l'acquisition de techniques physiques et un travail psychique.

Pour un patient porteur de cancer, le karaté-do permet le plus souvent de mieux assumer les difficultés liées aux traitements de la maladie et aide à surmonter la fatigue et donc à améliorer la qualité de vie.

« Le karaté-do, pratiqué avec une approche spécifique, permet à l'élève de reprendre confiance et de s'approprier son schéma corporel. L'entraînement débute par un travail seul qui permet de renouer une relation avec soi-même, puis s'approfondit à deux, dans une expérimentation de l'altérité et de l'échange, le tout dans un lieu fermé, protégé du regard des autres, dans la tenue du pratiquant, le karaté-gi, qui efface les différences sociales et culturelles évidentes. Toutes ces spécificités font du karaté-do un moyen idéal de rééducation sportive des patients cancéreux. »

La mise en place de cette activité physique bien structurée doit se faire dès le début des soins. Après les soins, elle a l'avantage de limiter la surcharge pondérale et de prévenir l'ostéoporose liée à la prise des traitements antihormonaux.

Le Cami propose aussi :

* la médiété, enchaînement d'exercices spécifiques,
* la danse contemporaine,
* le taï chi,
* le yoga dynamique.

En savoir plus

Centre Cami : www.sportetcancer.com

Le saviez-vous ?

Il regroupe des associations ayant participé au Ruban de l'espoir (p. 167) et souhaitant œuvrer ensemble. Voir www.collectifk.fr.

Nage

La natation tonifie les muscles et permet un travail cardiovasculaire de qualité, mais c'est également un exercice idéal pour minimiser les effets des lymphœdèmes et évacuer les tensions et l'angoisse. Dans l'eau, le corps travaille de manière uniforme, l'eau soutient le corps et permet ainsi de faire de l'exercice même si l'on n'est pas au mieux de sa forme. De plus, la natation présente l'avantage de pouvoir se pratiquer à la carte, on va à la piscine quand on en a envie et l'on pratique à l'intensité possible et souhaitée. Si les longueurs en solitaire n'enchantent pas ou sont vécues de manière fastidieuse, il existe aujourd'hui des baladeurs à musique étanches ! Par ailleurs, l'aquagym en compagnie d'autres personnes, plus ludique que la natation, est tout aussi efficace et elle ne nécessite même pas de savoir nager.

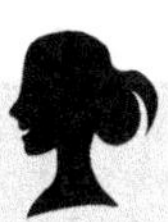

Elles le vivent

« *La solution pour moi, qui souffre d'un lymphœdème suite à mon opération du sein, est de nager sur le dos, sans utiliser mes bras mais des palmes. Cela me permet de nager en sentant l'eau masser mon bras et c'est vraiment agréable. En plus, c'est si bon de sentir son bras, si lourd parfois, en apesanteur… »*

Emma, 48 ans.

Randonnée

Randonner, c'est marcher et se promener pour le plaisir, en contact avec le vivant : les arbres, les plantes, les animaux. On peut en plus pratiquer avec d'autres, ce qui ajoute la convivialité. Au début, si l'on éprouve le besoin de se tester, on s'entraînera seule en faisant de petites balades d'une heure, d'abord sur du plat et ensuite avec un peu de relief, en travaillant sa respiration. Cette activité exerce le système cardiopulmonaire et respiratoire sans contrainte musculaire forte. Elle permet d'augmenter son endurance et procure détente et bien-être.

Marche nordique

Inventée par les skieurs de fond comme entraînement d'été, il s'agit d'une marche dynamique utilisant des bâtons légers dotés de coussins, ce qui ménage les articulations. Chaussures de randonnée aux pieds et bâtons appelés *nordic sticks* dans les mains, on propulse le corps vers l'avant. Le rythme est soutenu, la foulée plus longue que dans la marche traditionnelle. C'est un sport qui peut être doux ou très sportif, il s'adapte aux circonstances de la vie. Il est recommandé de prendre quelques leçons avant de se lancer dans cette pratique.

Qi gong

Une composante de la médecine chinoise utilisée dans le traitement du cancer est le qi gong, une gymnastique qui combine les mouvements lents, symétriques et gracieux du taï chi avec la méditation, la relaxation, la respiration, l'imagerie guidée et d'autres techniques comportementales.

L'objectif est de permettre à la personne de régler et de diriger l'écoulement du chi (ou qi), la force vitale, dans son corps.

On peut aussi associer la marche et le qi gong, on couple ainsi l'aspect énergétique des gymnastiques de santé asiatiques et les bienfaits de la marche. La pratique permet à la fois de réveiller son énergie et de se relaxer tout en se musclant en douceur. La stimulation de l'énergie vitale le long des méridiens d'acupuncture favorise la vitalité et l'équilibre émotionnel.

En savoir plus

- Des articles et des informations sur tous les bénéfices apportés par le qi gong : www.lecancer.fr
- www.federationqigong.com
- www.ieqg.com,
- Dr Yves Requena : www.yves-requena.com

Le saviez-vous ?

Thierry Huynh, enseignant en feng shui, propose des promenades en forêt (Fontainebleau, Brocéliande…) qui associent la perception énergétique des éléments de la nature (la terre, le ciel, les rochers, les arbres) à une pratique du qi gong et de la méditation accessible à tous. Voir http://huynh.info.

Taï chi

Selon des recherches récentes, 15 minutes de taï chi équivalent à une randonnée pédestre en montagne. La pratique de cet art n'entraîne pas seulement son corps à être plus en forme et détendu, mais aussi à calmer l'esprit et à canaliser les émotions. Il se pratique genoux fléchis. La respiration lente et profonde agit sur le système respiratoire et a un effet calmant. Les mouvements fluides et constants travaillent le système musculaire et en assurent la flexibilité.

En savoir plus

⚘ École James Kou : www.ecole-jk.fr

CHAPITRE 7

GÉRER SON TEMPS ET SON STRESS, RESPIRER

De nombreuses recherches ont examiné la relation entre le stress psychologique et le risque d'apparition d'un cancer, en particulier du cancer du sein. La plupart de ces recherches se sont centrées sur les événements de la vie (un divorce, le décès d'un proche…). Elles n'ont pas permis de conclure que le stress ou le fait d'avoir vécu des événements difficiles augmente directement le risque d'apparition d'un cancer. Malgré ces incertitudes, on pense aujourd'hui qu'il existe sans doute un lien entre cancer et stress du fait du retentissement de ce dernier sur le système immunitaire et aussi parce qu'il tend à faire adopter des comportements qui eux ont prouvé leur caractère cancérigène, comme ne pas avoir une alimentation saine.

L'impact du temps des femmes sur la santé

Le temps des femmes explique Dominique Méda, sociologue, c'est aujourd'hui.

« Travailler, faire les courses et le ménage, cuisiner, porter des enfants, s'en occuper, avoir une vie personnelle, sociale, amoureuse et amicale… Une ambition démesurée dont la réalisation relève plus souvent de l'exploit que de la normalité. » Qu'elle soit peu diplômée et travaille à temps partiel ou qu'elle aspire à un poste à hautes responsabilités mais à disponibilité extensible, la femme orchestre du XXᵉ siècle jongle avec les difficultés entre son travail et son foyer et elle est la plupart du temps soumise à un stress chronique.

Qu'est-ce que le stress ?

Être stressé, c'est se sentir dépassé ou ne pas réussir à surmonter un événement de la vie tel un deuil, un divorce, un traumatisme, une pression psychologique au travail ou en famille, une lourde charge professionnelle, etc. Le niveau de stress ressenti dépend plus de la perception de l'événement que de l'événement lui-même. Les personnes ne sont pas égales face au stress, un même événement peut être à l'origine d'un stress beaucoup plus important pour une personne que pour une autre, en fonction des circonstances matérielles mais aussi de l'histoire émotionnelle de chacune et donc de ses capacités personnelles de résistance.

Le poids de la société

Pour les femmes, améliorer la gestion de leur temps n'est pas seulement une affaire d'organisation personnelle. Les inégalités professionnelles entre hommes et femmes subsistent fortement et sont occultées par la société. De ce fait, il faut aussi apprendre à gérer ces facteurs extérieurs indépendants de notre volonté qui nous contraignent à agir sous une pression permanente. Ils grignotent peu à peu notre capacité à gérer notre temps tout au long de la journée et à trouver du temps pour s'occuper de soi.

Le principe de l'égalité entre les hommes et les femmes, inscrit dans la Constitution, devrait impliquer de compenser le désavantage des femmes en matière d'accès et de participation au marché du travail et le désavantage des hommes pour ce qui a trait aux conditions de participation à la vie familiale. Ces désavantages relatifs au genre résultent de schémas sociaux préétablis qui tendent à considérer le travail non rémunéré accompli dans l'intérêt de la famille comme relevant principalement de la responsabilité des femmes. A contrario, le travail rémunéré dans la sphère économique tend à être perçu comme étant principalement de la responsabilité des hommes.

Une participation équilibrée des femmes et des hommes au marché du travail et à la vie familiale constituerait un élément essentiel du développement de la société. La maternité, la paternité ainsi que les droits des enfants sont des valeurs sociales primordiales qui doivent être sauvegardées par la société, ce qui est loin d'être le cas à l'heure actuelle.

Quelques conseils de bon sens pour diminuer le stress et apaiser le mental

En attendant une véritable avancée sociale sur ce thème, les femmes doivent se débrouiller seules et agir à un niveau individuel. Bien qu'ils puissent sembler évidents, il n'est pas inutile de rappeler certains conseils :

- Pratiquer une activité sportive permet d'évacuer le stress et de se défouler. Gymnastique, arts martiaux, vélo, natation, marche aident à relâcher les tensions du corps et par voie de conséquence à se vider l'esprit.

- S'alimenter de manière saine, régulière, équilibrée et pas trop abondante apporte l'énergie nécessaire pour faire face sereinement aux impératifs de la journée. Il est par ailleurs conseillé de prendre le temps de manger lentement, et de bien mastiquer pour éviter les ballonnements et les problèmes digestifs. Penser à respecter les principes du docteur Catherine Kousmine : repas de roi au petit-déjeuner, de prince au déjeuner et de pauvre au dîner.

- Ralentir la cadence et faire des pauses permet de retrouver l'estime de soi et de ce que l'on accomplit. Vouloir absolument tout faire, c'est se stresser

inutilement et ne rien faire correctement. Quand on a la « tête dans le guidon »
au point de ne plus voir où l'on va, la meilleure chose à faire est de s'arrêter,
de la pause de 10 minutes au travail jusqu'à l'année sabbatique… Lorsque
cela est possible il faut s'accorder 15 à 20 minutes de sieste dans la journée,
ne serait-ce que pour fermer les yeux, rentrer en soi-même et se couper du
monde extérieur.

- Apprendre à dire non sans se sentir coupable (dans son travail, dans sa famille)
et prendre du temps pour soi. Lire, aller au cinéma mais aussi choisir des
activités de détente comme le hammam qui permet au corps de se détendre :
la chaleur favorise la relaxation et calme les tensions musculaires, l'esprit
s'évade et l'on en ressort apaisée.

- Planifier son temps sur un petit carnet afin de ne pas se trouver dans l'urgence
de faire, génératrice de stress, et accomplir les tâches l'une après l'autre. Le
soir, effectuer le bilan et admettre que ce que l'on a accompli, c'est très bien,
et que ce que l'on n'a pas (encore) accompli, c'est très bien aussi.

- Cesser d'être dans la toute-puissance et de vouloir tout contrôler, c'est
impossible… Que ce soit au travail ou en famille, certaines choses échappent
à notre contrôle et c'est sans doute bien ainsi.

- Repérer et éviter les personnes qui posent problème et passer plutôt du
temps avec les gens qui ne « se prennent pas la tête ». On ne peut être ami
avec le monde entier ni prendre en charge les autres en permanence.

- Mettre de l'ordre dans son environnement : une maison propre et rangée
favorise le calme, est source de sérénité. Si vos moyens vous le permettent,
faites-vous aider. Et surtout faites participer votre conjoint.

- Développer des activités citoyennes : s'investir pour la communauté est une
source d'équilibre et de lien avec les autres. Nous sommes des individus mais
aussi des citoyens…

Pour se détendre à tout moment, la « fermeture des portes » est un exercice qui permet de s'extraire rapidement d'un milieu ambiant bruyant.

Exercice : assise, le dos droit, on imagine que sa tête est une maison et que les yeux et les oreilles sont des portes. On ferme les paupières et l'on pose doucement les index sur la ligne des cils. On ferme ensuite ses oreilles avec les pouces pour ne plus entendre. On positionne sa langue sur le palais afin de garder la bouche bien fermée. On est alors dans un silence où l'on entend son souffle, on s'imagine sur une plage où roulent les vagues. On en compte sept et puis l'on retire ses mains, on ouvre les yeux et l'on reprend doucement pied dans une réalité apaisée.

Prendre le temps de respirer

La respiration est à la base de tout ! Apprendre à se détendre, gérer ses émotions et son stress commence tout d'abord par la respiration.

La respiration est la seule fonction vitale dépendante du système neurovégétatif que l'humain puisse maîtriser. Participant à la régulation du système nerveux et de la circulation sanguine, la fonction respiratoire est bien entendu capitale d'un point de vue physiologique. D'un point de vue psychologique, le lien entre respiration et état émotionnel n'est plus à démontrer.

Exercice pour s'oxygéner : se tenir debout et se pencher à partir de la taille, les mains pendantes à hauteur des genoux. On prend alors une profonde inspiration en gonflant progressivement le ventre, puis en redressant le buste, les épaules en arrière, le torse bien gonflé. Ensuite, on expire lentement l'air des poumons, jusqu'au dernier souffle, en se penchant à nouveau en avant. On répète l'opération trois fois. Étourdissement ? Vertige ? Cela signifie que votre cerveau n'a pas l'habitude de recevoir autant d'oxygène, il est temps de vous mettre au yoga ou à une activité qui vous apprend à respirer (voir partie 2, chapitre 13, p. 145).

Exercice pour prendre conscience de sa respiration : assise, le dos droit, la bouche fermée, on porte son attention sur l'air qui entre et sort par les narines. On respire alors doucement comme si l'on humait l'odeur d'une fleur que l'on apprécie. En se concentrant uniquement sur son souffle, on remarque qu'il est irrégulier. Pourtant au bout de quelques minutes, la respiration se régularise et l'on se sent apaisée. On peut aussi, les yeux fermés, inspirer doucement par le nez, la langue collée au palais, puis expirer doucement par la bouche, la langue se décolle du palais.

CHAPITRE 8

LES MÉDICAMENTS AU COURS DE LA VIE : BIEN LES CHOISIR

Réfléchir à sa contraception sans renoncer à l'intérêt de la pilule et privilégier les médicaments non hormonaux font partie d'une stratégie anticancer du sein. Il convient aussi d'éviter ou de limiter le temps de prise d'autres médicaments comme certains antidépresseurs, antihistaminiques, diurétiques, antihypertenseurs, neuroleptiques.

Les médicaments à éviter

Ce sont certains antidépresseurs, anxiolytiques, hypnotiques, qui sont des médicaments à action indirectement hormonale en favorisant une augmentation de la sécrétion de prolactine. Le taux de prolactine est corrélé au risque de développer un cancer du sein. La prolactine, majoritairement sécrétée par l'hypophyse, est l'hormone de la lactation. En dehors de la grossesse, elle joue un rôle sur la sécrétion de la progestérone. Elle est aussi sécrétée localement par le sein où elle devient susceptible de stimuler la croissance de cellules tumorales mammaires. On trouve des récepteurs à la prolactine dans un grand nombre de tumeurs cancéreuses mammaires (et aussi prostatiques). Ceci ouvre la voie à des perspectives thérapeutiques nouvelles via des molécules bloquant ces récepteurs à la prolactine, appelées antagonistes de la prolactine. Le professeur Lucien Israël propose de prescrire au long cours des inhibiteurs de la sécrétion de prolactine en cas de cancer du sein (bromocriptine, cabergoline). Certains antihistaminiques, diurétiques, antihypertenseurs, neuroleptiques, digitaliques ont aussi une action hyperprolactinémiante.

L'éthinylœstradiol, œstrogène de synthèse, constituant de la majorité des pilules œstroprogestatives, tout comme les œstrogènes naturels (17-bêta-œstradiol) excepté l'œstriol, augmente aussi les taux de prolactine.

La stimulation de la sécrétion de prolactine par ces substances médicamenteuses se produit lors de prises de longue durée. Une galactorrhée (écoulement de lait en dehors de l'allaitement) et des troubles du cycle menstruel peuvent alors s'observer.

Le tabagisme, via un métabolite urinaire de la nicotine, est aussi responsable d'hyperprolactinémie. Enfin le stress, non ou mal géré, tant physique que psychique augmente aussi la prolactine.

______________________ *Le saviez-vous ?*______________________

Les pilules œstroprogestatives et les THM (traitement hormonal de la ménopause) ont été classés comme substances cancérigènes du groupe 1, c'est-à-dire ceux dont l'action est certaine, par le CIRC (Centre international de recherche sur le cancer) en 2005. Selon les épidémiologistes, ces traitements font désormais partie intégrante des données environnementales susceptibles d'augmenter les risques de cancer du sein.

En savoir plus

- Belpomme Dominique (Pr), *Ces maladies créées par l'homme*, Éditions Albin Michel, Paris, 2004.
- Belpomme Dominique (Pr), *Avant qu'il ne soit trop tard*, Éditions Fayard, Paris, 2007.

À éviter dans la mesure du possible

Il s'agit ici des médicaments hormonaux, pilules œstroprogestatives, progestatifs et traitements hormonaux de la ménopause.

L'objet n'est pas ici d'entretenir la polémique autour du risque de cancer du sein lié à la prise d'hormones de synthèse prescrites en matière de contraception, pour supplémenter la femme ménopausée (traitement hormonal de la ménopause) ou encore pour traiter les climats d'hyperœstrogénie (par exemple le syndrome prémenstruel avec des douleurs aux seins, un gonflement, des troubles de l'humeur qui cessent avec les règles). Rappelons toutefois que la première chose demandée à une patiente chez laquelle est découvert un cancer du sein (ou qui présente un accident thromboembolique artériel ou veineux), est d'arrêter immédiatement toute prise d'hormones de synthèse.

Les études concernant le danger des hormones de synthèse en gynécologie se succèdent et se contredisent parfois. Si l'on s'en tient aux seules données de la recherche – les dernières études et publications – de l'Evidence-Based Medicine (médecine factuelle), la réflexion du médecin peut se trouver figée dans une « médecine science », science exacte, médecine du groupe et non de la personne, ne tenant plus compte des données du contexte environnemental dans lequel évolue la patiente, ni de ses données spécifiques.

Ces données font oublier à certains que la médecine est un art, une expérience, un vécu sans cesse renouvelé, qui connaît de fréquentes modifications dans ses certitudes, ses doutes et ses contradictions, et où tout n'est pas toujours démontrable. Il faut l'aborder avec humilité et la conviction que nos connaissances actuelles peuvent à tout instant être remises en question.

Selon nous, la décision thérapeutique devrait intégrer trois sources d'informations : les données actuelles et factuelles de la recherche scientifique, celles issues de l'expérience clinique du praticien et enfin les préférences du patient et de son entourage.

Pourquoi ne pas laisser la patiente choisir de faire appel à des thérapeutiques naturelles si elle le souhaite, si la situation hormonale le permet, et ne proposer l'allopathie qu'en cas d'échec de celles-ci ?

Le jus de pamplemousse peut perturber le métabolisme de certains médicaments. Il en augmente l'absorption intestinale, risque de produire un surdosage du médicament concerné et de majorer la fréquence et la gravité de ses effets secondaires. Cela concerne surtout les médicaments immunodépresseurs et anti-cholestérol, mais aussi le Taxotère®, médicament de chimiothérapie du cancer du sein. Il vaut donc mieux par précaution éviter d'en consommer pendant les chimiothérapies.

Conseils pour choisir au mieux sa contraception

■ Privilégier les moyens de contraception hormonale les moins dangereux pour la santé des femmes

Quels sont les dangers de la contraception œstroprogestative ? Ils sont de deux types :

- une petite augmentation du risque de cancer du sein, officiellement confirmée en 2005 par le CIRC, Centre international de recherche sur le cancer du sein ;
- une augmentation du risque d'accidents thromboemboliques[1] veineux (phlébite, embolie pulmonaire) et artérielle (accident vasculaire cérébral[2], infarctus du myocarde) ; ceux-ci sont connus depuis toujours et sont liés certes aux progestatifs et aussi aux œstrogènes.

---

1 AVEP, Association des victimes d'embolie pulmonaire, www.avep-asso.org, en hommage à Théodora 17 ans, décédée après 2 mois d'une pilule de 3e génération.

2 Voir *La pilule est amère* (Editions Stock, 2013) de Marion Larat, victime à 19 ans d'un accident vasculaire cérébral lié à la prise d'une pilule de 3e génération. Elle a été la première victime à porter plainte contre le Laboratoire Bayer.

Une pilule est généralement composée d'un type d'œstrogènes (l'éthinylœstradiol) et de progestatifs divers. La classification (1re, 2e, 3e, 4e génération) correspond au progestatif employé, qui diffère selon les générations de pilules.

Une nouvelle classe d'œstroprogestatifs (5e génération ?) est sortie en 2009. Qlaira® associe à un progestatif, le diénogest, une autre molécule que le valérate d'estradiol, celui-ci se métabolisant dans l'organisme en 17-bêta-œstradiol (œstrogène « naturel »).

Fin 2011, Zoély® faisait la une des journaux grand public comme étant une « pilule naturelle ». Elle combine un progestatif, l'acétate de nomegestrel à un œstrogène bio-identique le 17-bêta-œstradiol (c'est-à-dire semblable en tout point à celui secrété par les ovaires et ainsi faussement appelé « naturel »).

En raison des risques thromboemboliques liés à la contraception œstroprogestative et majorés lors de la prise de pilules de 3e et 4e génération du fait du type de progestatif, il est recommandé officiellement de préférer en première intention la prescription de pilules de 2e génération contenant du lévonorgestrel.

Afin de privilégier des taux d'œstrogènes les plus faibles possible, il vaudrait mieux s'orienter vers les pilules les plus récentes au sein de la 2e génération et éviter les vieilles pilules (pilules « préhistoriques ») qui sont encore prescrites et remboursées par la Sécurité sociale. Certaines datent de 1974 ! Quarante ans d'existence, soit le temps de deux générations de femmes… Et si elles étaient à l'époque des minipilules, elles ne le sont plus actuellement. Ces pilules sont souvent proposées à des toutes jeunes filles en pleine puberté qui viennent à peine de démarrer leurs cycles menstruels.

Les plus récentes et moins dosées de ces pilules de 2e génération sont Leeloo® et Optilova®.

Le risque thromboembolique de l'anneau vaginal, Nuvaring®, a récemment été évalué à celui d'une pilule de 2e génération.

Le risque tromboembolique des toutes dernières pilules, Qlaira® et Zoely®, n'est pas encore connu. En théorie, il se rapprocherait de celui lié aux pilules de 2e génération, du fait de la présence d'un œstrogène bio-identique (naturel).

Les autres types de contraception hormonale :

- Le patch contraceptif, association œstroprogestative, induit des taux circulants d'œstrogènes bien plus élevés, il est à éviter. On sait depuis longtemps qu'il augmente nettement les risques thromboemboliques.

- Les micropilules, Microval®, Cérazette®, contenant uniquement des progestatifs de synthèse faiblement dosés et que l'on prescrit pendant l'allaitement et en cas de contre-indication ou intolérance aux œstroprogestatifs, sont une alternative possible.

- L'implant progestatif ne s'est pas révélé toujours bien toléré, il est déconseillé.

______________________________ *Le saviez-vous ?*______________________________

Il convient de rappeler que toutes les hormones œstrogènes et progestatives, même l'œstrogène dit naturel et même la progestérone dite naturelle (micronisée), sont depuis plus de cinquante ans des produits d'hémisynthèse fabriqués soit à partir de la diosgénine du yam, Dioscorea villosa, soit de manière plus récente à partir des phytostérols de l'insaponifiable d'huile de soja, Glycine soja. Ces molécules faussement naturelles sont en fait bio-identiques.

■ Quelles précautions observer quand on prend la pilule ?

Tout d'abord, ne pas la prendre au long cours et en aucun cas plus de dix ans ! Le calcul des années cumulées aboutit chez certaines à vingt ou trente ans de prise.

La stopper si elle ne sert à rien (plus de partenaire).

Ne pas associer pilule œstroprogestative et tabac, ce dernier augmente tous les risques : cancer du sein, cancer du col de l'utérus, accidents thromboemboliques artériels et veineux.

Elle ne doit être prescrite qu'après un interrogatoire complet afin de connaître les antécédents personnels et familiaux de la patiente en termes de pathologies veineuses et artérielles ou de cancer du sein.

En cas de cancer du sein chez la maman et ce surtout si l'on suspecte une prédisposition familiale génétique, pas de prise prolongée de pilule, préférer alors une contraception non hormonale avec le stérilet au cuivre (de petite taille – short – si c'est une jeune fille ou une femme sans enfant).

En plus du bilan sanguin classique (lipides, glycémie), il est indispensable de pratiquer un bilan de thrombophilie une fois afin d'évaluer les risques génétiques d'accidents thromboemboliques. C'est le moyen le plus efficace pour identifier – et donc éviter – un risque d'accident veineux ou artériel.

▪ Pourquoi ne pas se faire poser un stérilet même si on n'a pas eu d'enfant ?

Il sera de taille normale chez les femmes ayant eu des enfants et de petite taille chez les nullipares. Il est prouvé que les stérilets ne sont pas plus dangereux chez la femme nullipare que chez celle ayant enfanté, tant au niveau du risque de grossesse que du risque d'infection gynécologique. Les autorités sanitaires de santé encouragent les médecins à poser des stérilets depuis 2004 (rapport de l'Anaes), notamment chez les jeunes filles ou les femmes n'ayant pas eu d'enfant.

_________________ *Le saviez-vous ?* _________________

Les stérilets hormonaux contenant du lévonorgestrel existe désormais en deux tailles : petite – Jaydess® – pour les femmes ou jeunes filles nullipares et grande – Mirena® – pour les femmes ayant eu des enfants. Ils entraînent fréquemment un arrêt des règles, ce que certaines femmes apprécient. Ils ne devraient pas être posés en première intention tant chez les nullipares que chez les femmes ayant enfanté et n'être réservés qu'aux femmes présentant des règles très abondantes. Prise de poids, acné, migraine, perte de la libido, voire état dépressif, ne sont pas rares avec ces stérilets hormonaux. Ils doivent être impérativement retirés chez les femmes atteintes d'un cancer du sein, ce qui n'est pas toujours le cas. Ils sont en effet contre-indiqués en cas de tumeur hormonodépendante. Enfin, ne pas oublier les contraceptions plus naturelles, sans aucun danger pour la santé : préservatifs masculins et féminins, capes cervicales et diaphragmes, méthode Billings, méthode symptothermique…

Nous conseillons les stérilets au cuivre et non ceux au progestatif de synthèse, sauf en cas de règles déjà spontanément abondantes voire hémorragiques. Des précautions spécifiques peuvent être prises chez la femme n'ayant pas eu d'enfant : échographie pelvienne avant la pose pour dépister une éventuelle malformation utérine, prescription préalable d'antispasmodiques, d'anxiolytiques phytothérapiques et homéopathiques, pose sous anesthésie locale, prise de fer et d'antihémorragiques la semaine des règles, suivi rapproché tous les six mois et consultation en urgence au moindre problème.

_______________ *Le saviez-vous ?*_______________

La prise de contraceptifs oraux induit des carences en oligoéléments et vitamines, qu'il est essentiel de compenser en prenant du magnésium, du chrome, du sélénium, du zinc, des vitamines E, C, B2, B9, B12. Des souches homéopathiques peuvent améliorer la tolérance des contraceptifs oraux ainsi que leur métabolisme par le foie : *folliculinum, progesteronum,* *lac caninum, nux vomica, thuya occidentalis…* D'autres peuvent renforcer certaines actions, par exemple testostérone propionate dans les situations d'hyperandrogénie responsable d'acné, de peau grasse ou d'hyperpilosité… Tout cela est à voir avec un médecin homéopathe (www.snmhf.net).

Les traitements des pathologies gynécologiques

La gynécologie classique utilise majoritairement des traitements hormonaux. Le conseil de prévention du cancer du sein concernant ces traitements consiste à encourager la prescription de médecines complémentaires, plus particulièrement la phytothérapie hormonale et l'homéopathie, efficaces dans la majeure partie des pathologies gynécologiques à origine hormonale. Car il est essentiel, par exemple avant la ménopause, de corriger les états d'hyperœstrogénie (trop d'œstrogènes) qui sont délétères pour la santé du sein (tous ces traitements sont expliqués dans mon dernier ouvrage *Syndrôme prémenstruel : les solutions naturelles*, voir bibliographie p. 171).

■ Avant la ménopause

Les progestatifs de synthèse peuvent souvent être remplacés par des plantes médicinales dont l'action mime celle de la progestérone, les phytoprogestérones, par exemple en cas d'hyperœstrogénie par insuffisance en progestérone, un état qui existe à la fois au début de la puberté – quand l'ovaire commence par ne sécréter que des œstrogènes et pas encore de la progestérone – et à la préménopause – lorsque l'ovaire commence, dans un premier temps, à ne plus sécréter de progestérone. L'hyperœstrogénie, par insuffisance en progestérone, peut être responsable de saignements abondants ou anarchiques, de douleurs pendant les règles, de congestion mammaire, d'aggravation ou d'apparition d'un syndrome prémenstruel. À la préménopause, elle peut aggraver des pathologies déjà connues comme des mastoses, des fibromes, de l'endométriose…

La prescription de plantes phytoprogestatives est proposée en continu ou de manière discontinue, dix, quinze, vingt jours par cycle. Les préparations utilisées pourront être Prépause®, Seremens®, Elusanes® Gattilier, Cyclostim®. Des compléments nutritionnels spécifiques peuvent être adjoints : SPM 600®, Bionagre®, Diomega®…

Nom commun	Nom latin
Gattilier (plante la plus étudiée)	*Vitex agnus-castus*
Alchémille	*Alchemilla vulgaris*
Grémil officinal	*Lithospermum officinalis*
Achillée millefeuille	*Achillea millefolium*
Mélisse officinale	*Melissa officinalis*
Verveine officinale	*Verbena officinalis*

_________________________ *Astuce* _________________________

Un phytothérapeute ou un naturopathe vous prescrira les plantes avec précision, cependant s'il vous arrive de pratiquer l'automédication pour des pathologies mineures, référez-vous toujours au nom latin car le nom commun peut désigner plusieurs sous-espèces.

■ Durant et après la ménopause

Les ovaires cessent de sécréter des œstrogènes. La ménopause s'installe avec la possibilité de symptômes désagréables. Tout se passe bien pour environ la moitié des femmes, surtout si elles ont une alimentation antioxydante, pratiquent régulièrement une activité physique et gèrent bien leur stress. Dans le cas contraire, il est normal pour la femme après la ménopause de vouloir conserver équilibre et bien-être. En cas d'échec des médecines alternatives chez une femme ne présentant pas de cancer du sein, le THM (traitement hormonal de la ménopause) sera alors proposé. Il est toutefois possible de lui associer phytothérapie et homéopathie notamment, afin de diminuer les doses et les effets secondaires possibles des hormones de synthèse.

Un traitement phytothérapique hormonal minimal (phytoœstrogènes, phytoprogestérone, pré- et probiotiques), associé si besoin à des compléments de type oméga-3 et antioxydants, est le plus souvent suffisant pour participer à la prévention du vieillissement et conforter l'état de bien-être.

En cas de bouffées de chaleur, de sueurs nocturnes, de douleurs articulaires, d'état dépressif, d'insomnie, de sécheresse de la peau et des muqueuses, une phytothérapie symptomatique peut être ajoutée ainsi que d'autres thérapeutiques naturelles, dans le cadre d'une prise en charge globale, individualisée et modulable dans le temps.

Des produits phytothérapiques sans phytohormones sont à la disposition des femmes ménopausées atteintes d'un cancer du sein : Mamopause®, Triolinum® sans hormones, Manhae®…

Les phytoœstrogènes sont à toujours associer à des phytoprogestérones (gattilier, alchémille) dans le but de mimer le cycle menstruel et sont contre-indiqués en cas de cancer du sein.

Nom commun	Nom latin
Plantes très étudiées	
Soja jaune	*Glycine soja*
Houblon	*Humulus lupulus*
Lin	*Linum usitatissimum*
Plantes d'usage traditionnel	
Sauge officinale	*Salvia officinalis*
Sauge sclarée	*Salvia sclarea*
Luzerne	*Medicago sativa*
Sésame	*Sesamum indicum*
Kudzu	*Pueraria lobata*

Les préparations sont : Serepause®, Phytosoya®, Biotanica® Feminine, Biopause Fort®, Fémagyne®, Menostim Bigélule®.

Et sans soja : Granio+® Ménopause, Phytorigin®, Triolinum 24®, Triolinum fort®, Ymea Ménopause + ventre plat® Menocia® 12/12…

Les contre-indications

Les phytoœstrogènes sont contre-indiqués pour tous les cancers du sein et les autres cancers hormonodépendants, les accidents vasculaires artériels et veineux récents.

Il n'y a pas d'effets secondaires connus, parfois de petites intolérances individuelles.

Les effets protecteurs

Les lignanes du lin et du sésame ont une action antiaromatase (ils bloquent la transformation des androgènes en œstrogènes) et antioxydante.

Les isoflavones du soja, molécules antioxydantes, par leur action œstrogénique, bloquent les récepteurs aux œstrogènes en se fixant sur ceux-ci à la ménopause. En préménopause, en situation d'hyperœstrogénie, ces molécules peuvent à l'inverse se comporter comme des antiœstrogènes. Données avant la ménopause en dehors d'un cancer du sein, ces plantes seraient protectrices du cancer du sein. Les avis des scientifiques divergent quant à la possibilité de les donner à une femme ménopausée atteinte d'un cancer du sein. Par précaution, mieux vaut les éviter en tant que complément alimentaire, mais il n'est pas impossible de consommer du soja après un cancer du sein dans le cadre d'une alimentation variée deux à trois fois par semaine.

La prescription est proposée en continu, selon les plantes et les problèmes, le thérapeute les prescrira sous forme de teinture mère, d'EPS (extrait fluide standardisé), de poudre de plante, de nébulisat, d'extrait sec, d'huile essentielle (substance odorante et volatile extraite sous forme liquide d'une plante aromatique). Attention, on n'utilisera pas l'huile essentielle de sauge officinale qui est neurotoxique.

—————————————————— *Le saviez-vous ?* ——————————————————

Le soja est incompatible avec certains médicaments car il en perturbe le métabolisme : la lévothyroxine, prescrite dans les traitements de la thyroïde ; la warfarine, anticoagulant ; le tamoxifène, antiœstrogène.

Prendre le traitement hormonal de la ménopause (THM), pourquoi et comment ?

Chez une femme exempte de cancer du sein, en cas d'échec ou d'amélioration insuffisante par les plantes, en particulier en ce qui concerne les bouffées de chaleur et les sueurs (des manifestations qui peuvent gravement perturber la vie, voire induire un état dépressif), il est possible de suivre, simultanément aux remèdes phytothérapiques, un traitement hormonal de la ménopause à faible dose. Par exemple Estreva gel®, une pression en application cutanée sur l'avant-bras ; Utrogestan®, une capsule par voie orale ou vaginale, tous les jours ou tous les deux jours. Ce traitement associe les œstrogènes par voie percutanée et la progestérone micronisée bio-identique. Il peut être instauré temporairement, le temps que la situation s'améliore, puis diminué progressivement jusqu'à l'arrêt des symptômes. Il doit parfois être maintenu, il faut alors rechercher la dose minimale efficace.

Chez une femme présentant un cancer du sein ou un accident thromboembolique artériel ou veineux, l'arrêt du traitement hormonal de la ménopause est immédiat donc brutal pour l'organisme.

Sinon, il est souhaitable pour une femme désirant arrêter le THM afin de privilégier la phytothérapie de proposer un sevrage progressif sur six mois.

Ce sevrage utilise le THM associé au traitement phytohormonal et éventuellement à une phytothérapie complémentaire ou à de l'homéopathie.

En savoir plus

- Arnal-Schnebelen Bérengère (Dr), *La Ménopause*, Éditions Privat, Toulouse, 2003.

Estreva gel® une pression et Utrogestan® une capsule, tous les jours le premier mois, tous les deux jours le deuxième mois, tous les trois jours le troisième mois, etc., avec arrêt le septième mois.

En cas de reprise intempestive des bouffées de chaleur, on reste quelque temps au rythme qui convient, avant éventuellement de recommencer à espacer.

Homéopathie de la ménopause, Folliculinum et Luteinum, 1 dose (petit tube) ou 5 granules (grand tube) de chaque dilution – 5, 7, 9, 15 et 30 CH – à prendre ensemble du 1er au 5 du mois, dans l'ordre croissant des dilutions ; les deux doses se mettent ensemble sous la langue.

S'il y a recrudescence des symptômes avant la fin du mois, il est conseillé de reprendre Folliculinum et Luteinum du 15 au 19 du mois.

Phytothérapie de la ménopause, associant phytoœstrogènes et phytoprogestérones, par exemple Serepause® ou Triolinum 24®, 1 comprimé matin et soir.

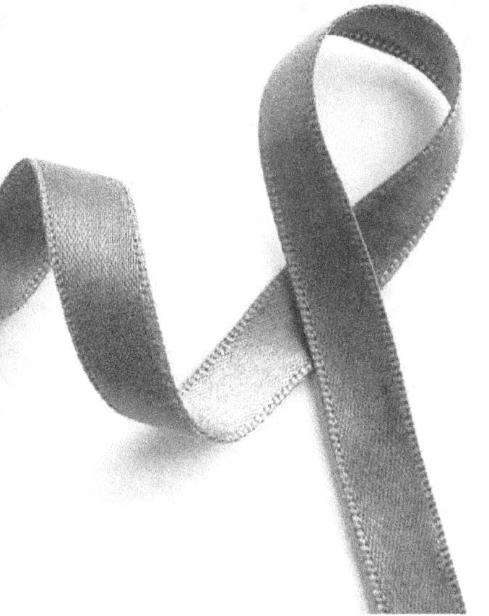

PARTIE 2

ACCOMPAGNER LES TRAITEMENTS

Aujourd'hui de plus en plus de personnes, les femmes en particulier, se tournent vers les médecines complémentaires et les solutions naturelles pour mieux vivre la maladie, soulager et atténuer les symptômes des traitements allopathiques du cancer. Mais comment les choisir, trouver les ressources et savoir ce qui est bon pour soi ? Enfin, comment les harmoniser avec les différents traitements médicaux, chimiothérapie, radiothérapie, etc. Dans cette seconde partie, vous trouverez une déclinaison complète des diverses possibilités et les conseils des auteures, en particulier en phytothérapie, homéopathie, oligothérapie et aromathérapie.

CHAPITRE 9

ALIMENTATION SANTÉ

Une alimentation saine est essentielle à toutes les étapes des traitements contre le cancer. Bien manger donne de l'énergie, aide à se sentir mieux et renforce les défenses de l'organisme, ce qui permet de mieux supporter les traitements. Par ailleurs, et malgré la stigmatisation dont il fait parfois l'objet de la part de la médecine officielle, il est possible de réfléchir à l'adoption d'un régime santé, c'est-à-dire d'un régime alimentaire qui soigne.

Ces régimes santé ont en commun la frugalité, la tendance végétarienne, donc une consommation importante de fruits et légumes, et la consommation de bons acides gras. Ceci les rapproche étrangement des recommandations auxquelles aboutissent les grandes enquêtes épidémiologiques.

Des pratiques pour lesquelles les recherches se poursuivent

■ Le végétarisme

Chez les sujets végétariens le taux d'incidence du cancer est inférieur de 11 % à celui du reste de la population. Cette constatation est valable pour tous les cancers sauf ceux de la prostate et du côlon, une exception surprenante et qui nuance le résultat des études. Pour expliquer la diminution du taux de cancers chez les personnes qui ne consomment pas de viande, les chercheurs précisent qu'ils ont globalement une meilleure hygiène de vie que les carnivores. Certes, ils mangent beaucoup de fruits, de légumes et de céréales (souvent complètes), mais aussi ils fument moins, boivent moins d'alcool et pratiquent plus d'activités physiques. Ils ont ainsi tendance à cumuler les facteurs protecteurs.

▪ La restriction calorique

Réduire ses apports alimentaires en cas de cancer modifierait l'expression de gènes impliqués dans le développement de la maladie et pourrait ainsi accroître l'efficacité de certains traitements antitumoraux. C'est ce qu'a montré une équipe de l'Inserm chez des souris atteintes de lymphomes en septembre 2013.

Vous trouverez des conseils concrets pour accompagner ces modifications de vos habitudes alimentaires dans l'ouvrage *Mes recettes santé pendant un traitement anticancer* d'Isabelle Delaleu (voir bibliographie p. 171).

▪ Les acides gras polyinsaturés

L'équipe Nutrition, croissance et cancer (commune à l'Inserm et à l'université de Tours, dirigée par le professeur Philippe Bougnoux), a montré que la supplémentation en acides gras polyinsaturés augmente la sensibilité au traitement par radiothérapie des tumeurs mammaires. Manger beaucoup de noix, de poissons ou d'huile de colza, pourquoi pas, en revanche il n'est pas recommandé de se bourrer de gélules !

Les meilleures sources d'oméga-3 sont les poissons gras comme le saumon, la sardine, le maquereau et le hareng, ainsi que les graines de lin, qui peuvent par exemple être ajoutées fraîchement moulues aux céréales du matin.

▪ Les polyamines

La recherche sur le rôle des polyamines dans la prolifération du cancer a commencé il y a vingt-cinq ans lorsque le professeur Moulinoux, directeur du Groupe de recherche en thérapeutique anticancéreuse (Gretac) de la faculté de médecine de Rennes, a mis en évidence leur rôle dans la prolifération cancéreuse et la dissémination métastasique. Ces molécules stimulent la prolifération des cellules tumorales. Une alimentation pauvre en polyamines pourrait donc être bénéfique.

Il est à noter que les listes d'aliments pauvres en polyamines ne tiennent pas compte d'autres données citant certains aliments comme bénéfiques (voir le livre *Anticancer* de David Servan-Schreiber). Alors peut-être est-il nécessaire d'en tenir compte en équilibrant les menus et surtout de se faire aider par un thérapeute.

Ce régime, selon le docteur Jean-Loup Mouysset, est à proposer dans le cadre d'un cancer du sein déclaré en situation métastasique.

En savoir plus

- http://polyamines.net
- www.nutrialys.fr

Les régimes santé

Le régime du docteur Jean Seignalet

Les principes essentiels de ce régime sont :

- l'éviction de tous les laits (vache, chèvre, brebis) et de leurs dérivés : beurre, fromage, crème, yaourt, glace ;
- l'exclusion des céréales mutées (blé, maïs, seigle, orge, avoine) et la consommation des autres (riz, sarrasin, sésame…) ;
- la suppression des huiles extraites à chaud ou cuites, au profit des huiles vierges pressées à froid ;
- la consommation de produits soit crus, soit cuits à une température inférieure à 110 °C ;
- du sel et du sucre complets ;
- le choix d'aliments bio, qui contiennent moins de produits toxiques de type pesticides ;
- la supplémentation en vitamines et en minéraux à doses physiologiques, à voir avec son médecin traitant.

▪ La méthode Kousmine

Cette méthode repose sur la désintoxication du foie grâce au nettoyage de l'intestin, sur le rééquilibrage de l'équilibre acido-basique du corps et sur un apport de vitamines pour soutenir l'organisme. Afin de favoriser l'équilibre acido-basique : diminuer les viandes et le sucre blanc, bien mastiquer en mangeant, consommer des sucres lents et des fibres végétales (céréales complètes peu riches en gluten, des fruits et des légumes), alléger le repas du soir.

Le régime Gerson

Né en Grande-Bretagne au début du XXe siècle, ce régime repose sur la restriction alimentaire. Un régime sans viande, sans aucun produit laitier, où le sel est remplacé par du potassium et de l'iode, et surtout avec consommation de jus frais (c'est impératif) de fruits et de légumes alternés et la pratique de lavements qui réalisent un nettoyage par les voies biliaires. Il se pratique encore à l'heure actuelle. Il est préférable de pratiquer des cures régulières plutôt que d'en faire un régime au quotidien.

En savoir plus

- www.gerson.org

L'alimentation vivante

Le programme du centre Hippocrate, situé en Floride aux États-Unis, est basé sur un régime végétalien, une alimentation dite vivante, à base de préparations végétales biologiques variées, sans cuisson afin de conserver intacts les éléments vitaux : les jus d'herbe de blé ainsi que les « jus verts » frais (légumes et jeunes pousses) et les graines germées. Il s'accompagne de la pratique régulière d'une activité physique adaptée et de visualisations positives. Ce programme existe depuis de nombreuses années. Il dure trois semaines, des séjours sont organisés pour les Français.

En savoir plus

- www.hippocratesinst.org
- Découvrir l'alimentation vivante au restaurant Pousse-Pousse, 7 rue Notre-Dame-de-Lorette, 75009 Paris, tél. 01 53 16 10 81.

▪ La macrobiotique

La macrobiotique est un régime végétalien (et non pas végétarien) excluant toute protéine d'origine animale. Ce régime santé a été proposé pour la première fois dans les années 1960 aux États-Unis. Son promoteur souligne que le cancer est dû au style de vie occidental et à une mauvaise alimentation, un excès d'aliments yang (viande, sel, œufs, poisson, fromage) ou yin (sucre, alcool, drogues, produits chimiques, graisses, épices, café…). Cette alimentation est constituée de céréales complètes (riz, blé, pain), auxquelles on peut ajouter du soja fermenté, des algues, des légumes et parfois des graines. Des principes stricts de cuisson et une mastication intense font partie intégrante du régime.

En savoir plus

☙ www.lamacrobiotique.com

La cure de raisin

En 1925, Johanna Brandt, grande adepte de diètes et de jeûnes, atteinte d'une tumeur cancéreuse à l'estomac, prétend avoir guéri après un jeûne de sept jours et six semaines de cure. Un résultat qu'il ne faut pas généraliser mais qui pourrait s'expliquer par la présence de resvératrol dans le fruit, un inhibiteur de la prolifération cellulaire.

Le jeûne thérapeutique

Le jeûne est l'abstention de toute nourriture, excepté l'eau y compris de légume, pendant un temps limité allant de quelques jours à… beaucoup plus. Jeûner est un moyen de guérison très ancien, synonyme de purification. Hippocrate écrivait : « Plus vous nourrissez un malade, plus vous lui nuisez. » Attention, le jeûne n'est pas une pratique anodine, nous vous conseillons un accompagnement médical.

Un biologiste américain Valter Longo a mené une série d'études sur l'animal et notamment sur des tumeurs du sein. Une expérience avec des cycles de jeûne de 48 heures avant et pendant le traitement par chimiothérapie. Il a constaté une réduction de la taille des tumeurs plus importante chez les souris qui ont jeûné. Il semble également que les effets secondaires des médicaments soient moins forts, autrement dit le jeûne augmenterait l'effet des chimiothérapies contre les cellules cancéreuses tout en préservant les tissus sains. Sur le jeûne thérapeutique on consultera un ouvrage écrit à la suite d'un remarquable documentaire sur le même sujet par Thierry de Lestrade : *Le Jeûne, une nouvelle thérapie ?* (La Découverte/Arte Éditions, 214 pages, 2013).

Se nourrir pendant les traitements

Les personnes atteintes d'un cancer n'ont pas le même rapport à la nourriture. Certaines conservent de l'appétit et continuent d'apprécier les plaisirs de la table, d'autres au contraire se sentent incapables de bien manger. Les effets secondaires du traitement, les émotions, comme la peur et l'anxiété, peuvent affecter l'appétit.

Ce sera à chacune de trouver ses solutions tout en sachant que la médecine officielle se soucie aujourd'hui de plus en plus de ce problème et que l'on trouve désormais des diététiciens dans les services de cancérologie.

À l'Institut Gustave Roussy par exemple, les besoins sont repérés grâce à un recueil de données remis au patient par l'infirmière. Si cette dernière note une perte de poids, elle alerte immédiatement le département diététique.

Il existe aussi des ateliers pratiques de nutrition mis en place dans certains ERI (espace de rencontres et d'information), au sein des hôpitaux.

La ligue nationale contre le cancer propose un livret spécifique, l'Alimentation de l'adulte traité pour un cancer, et des conseils personnalisés par téléphone au 0 810 111 101.

Par ailleurs, les comités départementaux de la Ligue organisent des rencontres sur le thème de l'alimentation, voire des ateliers de cuisine.

Les besoins énergétiques et protéiques sont souvent augmentés durant les traitements antitumoraux tandis que certains traitements antihormonaux du cancer du sein peuvent faire prendre du poids. Des collations fréquentes et fractionnées sont souvent mieux tolérées que les trois repas conventionnels. Les choix alimentaires doivent s'orienter vers des aliments dont la texture est agréable, facile à absorber et à digérer et dont l'aspect visuel et l'odeur donnent envie de manger.

En savoir plus

- Isabelle Delaleu, *Mes recettes santé pendant un traitement anticancer*, Éditions Leduc.s, 2013.

CHAPITRE 10

PHYTOTHÉRAPIE, AROMATHÉRAPIE, HOMÉOPATHIE ET OLIGOTHÉRAPIE

De nombreuses femmes atteintes d'un cancer du sein et soignées par la médecine conventionnelle (chirurgie, chimiothérapie, radiothérapie, antihormonothérapie...) cherchent des remèdes et des méthodes de traitement complémentaires. Ils peuvent être bénéfiques de différentes manières :

- en aidant à mieux supporter les traitements conventionnels ;
- en rendant le traitement conventionnel encore plus efficace ;
- par une possible action anticancéreuse propre ;
- en agissant sur le terrain, par exemple en stimulant l'immunité ou en restaurant la santé intestinale.

Quelques mots d'introduction

Ces médecines ne sont pas censées se substituer à la médecine conventionnelle mais la compléter. Il s'agit d'une recherche active pour s'impliquer plus personnellement dans son traitement. Il est certain qu'une patiente dont les symptômes, en particulier les effets secondaires des traitements, sont négligés voire mal traités, cherchera ce qui peut l'aider et la soulager.

La phytothérapie, l'aromathérapie, l'homéopathie, l'oligothérapie, l'acupuncture, l'auriculothérapie… ont leur place tout au long du parcours de soins du cancer du sein. Elles s'intègrent dans une stratégie globale de santé, véritable médecine préventive afin d'aider les femmes à se reconstruire, à retrouver un état de mieux-être physique et psychologique, en apprenant à vivre avec « le » et non « son » cancer.

Le recours à un médecin averti et ouvert, en dehors de toute automédication et si possible en accord avec le cancérologue, est la meilleure solution pour une prise en charge au long cours qui vient en complément et non à la place des thérapeutiques allopathiques du cancer dont tous les protocoles doivent être respectés. Ces traitements naturels, en améliorant la tolérance des thérapeutiques lourdes, limitent ainsi les risques de retard ou parfois d'arrêt des protocoles. Certains vont même en renforcer l'efficacité. Ce n'est malheureusement pas toujours facile de trouver des médecins accompagnants. On peut s'adresser aux syndicats de médecins homéopathes : www.snmhf.net et aux associations (voir dernier chapitre).

Les médecins qui souhaiteraient mieux connaître la prise en charge par les thérapeutiques complémentaires peuvent prendre contact avec les docteurs Éric Ménat et Alain Dumas, médecins homéopathes et titulaires tous deux du diplôme universitaire de cancérologie et, pour le docteur Dumas, du diplôme universitaire d'immunopathologie. Ils organisent régulièrement pour leurs confrères des séminaires sur le cancer du sein.

En savoir plus

🎗 Voir l'article de Bérengère Arnal-Morvan, « Traitement phytothérapique en gynécologie après un cancer du sein », dans la revue *La Phytothérapie européenne*, n° 56, mai-juin 2010, numéro spécial 13e colloque européen de phyto-aromathérapie, prévention et traitements associés en oncologie.

L'accompagnement depuis le diagnostic jusqu'à l'opération

▪ L'émotionnel

Les plantes anxiolytiques et du sommeil (liste non exhaustive)

Nom commun	Nom latin
Aubépine	*Crataegus oxyacantha*
Passiflore	*Passiflora incarnata*
Ballote	*Ballota fœtida*
Valériane officinale	*Valeriana officinalis*
Mélisse officinale	*Melissa officinalis*
Pavot de Californie	*Eschscholtzia califonica*

Les produits sont, au choix : Euphytose® (valériane, passiflore, aubépine, ballote), Spasmine® (valériane, aubépine), Passiflorine® (passiflore, aubépine), Sympathyl® (pavot de Californie, aubépine, oxyde de magnésium) et Omezelis® (aubépine, mélisse, lactate de calcium, thiosulfate de magnésium).

La posologie sera de 2 à 3 comprimés matin, midi et soir jusqu'à amélioration. Ou encore Serecalm® (houblon, mélisse), Serenesium® (magnésium, tilleul, bigaradier, huile essentielle de mélisse) dont la posologie sera d'1 gélule matin, midi et soir jusqu'à amélioration.

Les remèdes homéopathiques anxiolytiques
du stress et du choc physique et psychique

Remède	Prescription
Ignatia amara 9 CH	2 granules trois fois par jour et 5 granules avant tout événement stressant
Gelsemium sempervirens 9 CH	
Passiflora composé	
Sédatif PC	2 comprimés à sucer par jour et avant tout événement stressant
Arnica montana, remède homéopathique du choc, du traumatisme physique comme psychique	En 15 ou 30 CH, 1 dose (petit tube) dès l'annonce du diagnostic
	En 5 CH, 1 dose après la micro- ou la macrobiopsie, puis 3 granules matin et soir le temps d'un tube

Les indications :

- à l'annonce d'une anomalie à la mammographie, à l'échographie ou à l'IRM.
- avant la micro- ou la macrobiopsie et en attendant les résultats ;
- juste avant et après l'annonce d'un cancer et tout au long des traitements de chimiothérapie et radiothérapie ;
- au moment du repérage juste avant l'intervention ou de la pose de la chambre implantable sous anesthésie locale ou générale (nécessité d'être à jeun, donc placer les granules sous la langue sans les avaler ou les dissoudre dans un peu d'eau et humecter sous la langue) ;
- avant la chirurgie : phytothérapie et homéopathie l'avant-veille et la veille, puis homéopathie 30 minutes avant (prise comme pour le repérage).

Astuce

La crème Emla®, anesthésique local, peut tout à fait être appliquée sur la zone concernée, une heure avant la micro- ou macrobiopsie, avant le repérage et avant la pose de la chambre implantable.

Après la chirurgie

En homéopathie :

- Arnica montana pour traiter le choc ;
- Staphysagria et Graphites pour favoriser la cicatrisation ;
- Phosphorus et China pour éviter les hématomes ;
- Ipeca pour soigner les nausées ;
- Opium pour relancer le transit.

La posologie sera de 2 granules en 9 CH généralement trois fois par jour pendant une semaine. Selon le contexte, le médecin est susceptible de modifier les dilutions des remèdes et de prescrire des souches de terrain spécifiques de la symptomatologie de la personne.

Pour optimiser la cicatrisation, ajouter de l'oligothérapie avec du manganèse et du cuivre pendant dix jours, par exemple en oligoéléments d'origine végétale : Oligophytum® manganèse-cuivre, 5 comprimés matin et soir sous la langue.

**Des plantes et souches homéopathiques
de drainage hépatique et biliaire**

Nom commun	Nom latin	Prescription
Fumeterre officinale	*Fumaria officinalis*	Oddibil®, 2 à 3 comprimés matin et soir, une semaine
Artichaut	*Cynara scolymus*	Chophytol®, 2 à 3 comprimés matin et soir, une semaine, Hepanéphrol®, 1 ampoule matin, midi et soir, une semaine
Chardon-Marie	*Silybum marianum*	Legalon®, 2 à 3 comprimés matin et soir, une semaine
Aubier de tilleul	*Tilia cordata*	Vibtil®, 4 comprimés matin et soir, une semaine
Chrysanthelle	*Chrysanthellum americanum*	Fitolisat Chrysanthellum, 1 à 2 gélules matin, midi et soir

En homéopathie : Nux vomica composé, Chelidonium composé, 2 granules trois fois par jour, une semaine.

Rarement prescrites, les plantes anti-inflammatoires ou de drainage lymphatique et rénal sont pourtant indispensables pour améliorer les suites postopératoires.

Des plantes anti-inflammatoires ou
de drainage lymphatique et rénal

Nom commun	Nom latin	Prescription
Ananas	*Ananas comosus*	Extranase®, 6 comprimés matin, midi et soir, une semaine, puis 4 comprimés matin et soir, trois à quatre semaines, Analaine®, 1 gélule matin et soir, remarquable anti-inflammatoire
Orthosiphon	*Orthosiphon stamineus*	En EPS (extrait fluide standardisé) 1 cuillère à café matin et soir, ou bien chez Elusanes® ou Arkogélules® 2 gélules matin et soir, deux à quatre semaines
Bouleau	*Betula pendula*	B.O.P.®, 3 comprimés matin et soir, deux à quatre semaines
Olivier	*Olea europaea*	
Piloselle	*Hieracium pilosella*	Pilosuryl®, 2 mesures matin et soir, deux à quatre semaines

Conseils divers :

- Commencer les symbiotiques (pré- et probiotiques) pour de longs mois, à raison de 2 gélules par jour.
- Faire préparer un isothérapique homéopathique des médicaments anesthésiques en 9 ou 15 CH si possible.
- En cas de grande fatigue postopératoire, prendre Kalium phosphoricum 15 CH, 2 granules trois fois par jour, Ergybiol® (argile verte, eau de mer, oligo-éléments ; cuivre, sélénium, chrome, molybdène) le temps d'un flacon, et faire une cure de pollen de bruyère frais congelé qui aide à la détoxication.
- Ajouter du magnésium pour une action sur toutes les sortes de fatigue physique et psychique (émotionnelle, intellectuelle) :
  - Magnésium UPSA® action continue, il bénéficie d'une galénique innovante, le rendant très assimilable et bien toléré, 2 cp 1 à 2 fois par jour ;
  - D-stress® (magnésium, vitamines B1, B2, B3, B6, B8, taurine, arginine) sous ses deux formes en alternance, booster pour un coup de fouet immédiat, 1 sachet 5 jours par semaine et 2 comprimés matin et soir le week-end ;
  - Actimag® (magnésium marin) ;
  - les classiques Biomag®, Ergymag®, Oligosol® ou Granions de Magnésium®.

_______________ *Le saviez-vous ?* _______________

Pour aider à la cicatrisation localement, appliquer de l'huile essentielle pure de lavande officinale (*Lavandula officinalis*) trois fois par jour.

En cas de problème de cicatrisation, ajouter des cataplasmes d'argile, puis faire des pansements avec du miel de thym bio matin et soir jusqu'à amélioration.

Pour aider à résorber un hématome, appliquer de l'huile essentielle pure d'hélichryse (*Helichrysum italicum*) trois fois par jour.

Pour aider à l'amélioration d'un petit lymphocèle postopératoire (épanchement de lymphe) faire des cataplasmes d'argile verte en tube (Argiletz®), puis appliquer l'huile essentielle pure d'hélichryse.

Une tisane pour le postopératoire : mélangez en quantités égales (50 g) fumeterre, parties aériennes (*Fumaria officinalis*) ; orthosiphon, feuilles et sommités fleuries (*Ortosiphon stamineus*) ; mauve, feuilles et fleurs (*Malva sylvestris*) ; aubépine, sommités fleuries (*Crataegus oxyacantha*) et lavande, fleurs (*Lavandula officinalis*).

Utilisez 2 cuillères à soupe rase du mélange pour un demi-litre d'eau, portez l'eau à ébullition, versez-la sur les plantes et laissez infuser 10 minutes à couvert, filtrez. Buvez une tasse quatre fois par jour pendant deux à trois semaines.

L'accompagnement de la chimiothérapie

■ Se prémunir des nausées

Il n'y a pas de chimiothérapie sans accompagnement par le desmodium (*Desmodium adscendens*), plante protectrice du foie, très efficace dans toutes les atteintes hépatiques qu'elles soient alcooliques, médicamenteuses ou virales. Huit à dix grammes par jour sont nécessaires. La forme traditionnelle, efficace et économique est la décoction[1] : 10 grammes dans un litre d'eau, laisser bouillir pendant 15 minutes, boire dans la journée, chaud ou froid. Si le goût est parfois difficile en phase de nausées, on peut alors proposer une forme liquide, un concentré d'usage plus aisé, plutôt que des comprimés ou gélules dont il faudrait une trop grande quantité pour avoir une action équivalente.

Les produits sont Quantasmodium® du laboratoire PhytoQuant ou Ergydesmodium® du laboratoire Nutergia.

---

1 Site des Drs Pierre et Anne-Marie Tubéry (tubery.pierre.free.fr), initiateurs de son introduction en France et de la diffusion de ses propriétés pharmacologiques, remarquables dans cette indication.

Il est habituel de commencer le desmodium deux jours avant la chimiothérapie, de le prendre durant le traitement et de le poursuivre huit jours après. On recommence à chaque chimiothérapie. En cas de diarrhée, diminuer la dose. En cas de nausées, le boire froid à la paille, tout au long de la journée.

Certains oncologues dénoncent la prise de desmodium en cas de chimiothérapie par Taxol® ou Taxotère®. Pour éviter toute polémique, il est possible de remplacer le desmodium par d'autres plantes protectrices et/ou drainantes du foie : QuantaDpur® (pissenlit, bardane, radis noir, romarin, orthosiphon) laboratoire PhytoQuant, Drainalis® (chardon-Marie, curcuma, choline, bouleau, romarin) laboratoire Lescuyer.

Il est conseillé, pour améliorer la détoxication, d'ajouter le soufre en oligothérapie, matin et soir durant la semaine qui suit la chimiothérapie. Soufre en oligoélément d'origine végétale (radis noir), Oligophytum® Soufre, 5 comprimés sous la langue, le soufre est à prendre le soir au coucher (ou si réveil dans la nuit) pour optimaliser son action.

Il existe d'autres plantes hépatoprotectrices. Ces plantes peuvent être associées au desmodium ou prendre le relais de celui-ci, c'est à voir avec son thérapeute.

Plantes hépatoprotectrices

Nom commun	Nom latin
Artichaut	*Cynara scolymus*
Chardon-Marie	*Sylibum marianum*
Chrysanthelle (camomille d'or)	*Chrysanthellum indicum*
Romarin officinal	*Rosmarinus officinalis*
Schizandra	*Schisandra sinensis*
Curcuma	*Curcuma longa*

■ Protéger les plaquettes et les globules blancs et rouges

Le ginkgo (*Ginkgo biloba*) sous forme d'EPS, 1 cuillère à café matin et soir, stimule les trois lignées de cellules souches de la moelle (globules rouges et blancs, plaquettes). Il provoque aussi une action de régulation de la microagglutination plaquettaire.

La propolis stimule l'immunité, diminue la fatigue et soutient la lignée des globules rouges et blancs et des plaquettes. On la commence dix jours avant la première chimiothérapie et on la prend le temps des chimiothérapies jusqu'à un mois après la dernière injection. Propolis extra-forte®, laboratoire Pollenergie, 3 gélules matin et soir.

Pour une action spécifique sur les globules blancs, en homéopathie Meduloss D8 60 mL, 15 gouttes matin et soir le temps de la chimiothérapie.

Les effets secondaires varient sur les personnes. Ils peuvent très souvent être prévenus par les soins de supports et sont absolument fonction des doses utilisées.

Astuce

Pendant une chimiothérapie par Taxol® ou Taxotère®, il est conseillé de se protéger les ongles par trois couches de vernis La Roche-Posay : Silicium Pastel Care, puis Silicium Color Care (protège de la lumière), enfin Silicium Pro Fop Coat (consolide et évite l'écaillement). Afin de limiter le syndrome mains-pieds (douleurs intenses, desquamation de la peau, ongles qui tombent…), l'huile de millepertuis peut être utilisée en massage appuyé et prolongé, matin (midi) et soir, des mains et des pieds tous les jours dès la première injection de Taxol® ou de Taxotère®. Il faut en prolonger l'application au moins un mois après la dernière chimiothérapie. Il convient de rappeler que l'huile de millepertuis n'interfère sur le métabolisme d'aucun médicament, la seule précaution à prendre est de ne pas se mettre au soleil car elle est photosensibilisante.

Les principaux médicaments du cancer du sein et leurs effets secondaires possibles :

- FEC : F de fluorouracile, E de épirubicine, C de cyclophosphamide.

Molécule	Effets secondaires
Fluorouracile	Chute du taux de globules blancs, ulcérations de la bouche et des lèvres, signes digestifs (perte d'appétit, nausées, vomissements, diarrhées, brûlures gastriques), éruptions ou démangeaisons cutanées, signes d'infection (fièvre, frissons, toux, maux de gorge).
Épirubicine (de la famille des anthracyclines)	Atteinte de la moelle (cellules souches sanguines), signes digestifs (perte d'appétit, nausées, vomissements), fatigue, accès de fièvre, inflammation de la bouche, arrêt des règles, azoospermie (atteinte des spermatozoïdes), perte des cheveux.
Cyclophosphamide (Endoxan®)	Chute du taux de globules blancs et plus rarement de celui des plaquettes, signes digestifs (nausées, vomissements), arrêt des règles, azoospermie, perte des cheveux inconstante.
Note : Pas de curcuma deux jours avant et après la séance de chimiothérapie.	

- TXT : docétaxel (Taxotère®). Prescrit seul ou associé à d'autres médicaments de chimiothérapie, il peut avoir comme effets secondaires : chute du taux de globules blancs et rouges, signes digestifs (nausées, vomissements, diarrhées), inflammation de la bouche, fatigue, chute des cheveux, rétention hydrique, neurotoxicité périphérique (fourmillements, sensations douloureuses de type brûlure, troubles de la sensibilité), éruptions cutanées et prurit (pieds, mains, bras, visage, thorax), syndrome mains-pieds (rougeur, sensibilité douloureuse, peau sèche pouvant se détacher), troubles des ongles (douleurs, pertes, hypo- ou hyperpigmentation).

Notes : La prise de curcuma peut se faire tout au long de la chimiothérapie avec TXT.

Sérocytol® neurovasculaire, à commander en Suisse, pour lutter contre la neurotoxicité.

_______________ *Le saviez-vous ?*_______________

• **Comment limiter la chute des cheveux grâce au casque réfrigérant ?**
Couper ses cheveux court. Le casque réfrigérant permet une diminution de l'afflux sanguin au niveau du cuir chevelu, donc diminue l'impact des molécules de chimiothérapie au niveau des bulbes des cheveux. Mettre le casque (bonnet) sur les cheveux mouillés dix minutes avant le début de la perfusion, le retirer trente minutes après la fin de celle-ci ; le casque doit être changé toutes les quinze minutes afin qu'il soit toujours bien glacé. Prévoir une écharpe à mettre autour du cou pour soulager le cou.
Le plus phyto : faites une décoction de feuilles et de racines d'ortie, de graines de cardamome, de tiges stériles de prêle, buvez-en 500 mL par jour et frictionnez-en le crâne matin et soir. Éventuellement prenez par voie orale des compléments alimentaires spécifiques comme Capilongles®, Léro Phanères…

• **Comment limiter le syndrome mains-pieds (érythrodysesthésie palmo-plantaire) et la détérioration de vos ongles (onychopathie) grâce aux gants réfrigérants ?**
Maintenez propres et soignés les ongles des mains et des pieds le temps de la chimiothérapie. Portez des gants réfrigérants dans les mêmes conditions que le casque ; massez les mains et les pieds matin et soir avec de l'huile de millepertuis ; si la peau et les ongles commencent à s'abîmer, ajoutez de l'huile essentielle de lavande officinale.

Contre les douleurs neurologiques pouvant faire suite à la chimiothérapie par Taxol® ou Taxotère® : commencez dès la première injection et terminez un mois après la dernière chimiothérapie : Psorinum 7 CH 2 tubes, 3 granules le matin tous les jours du mois, et Hypericum perforatum 5 CH, Mezereum 5 CH, Petroleum 5 CH, 5 tubes de chaque, 3 granules 3 fois par jour de chaque souche tous les jours du mois.

■ Utiliser le curcuma pour ses multiples actions

Le curcuma (*Curcuma longa*) est une plante très anti-inflammatoire et antioxydante, il participe à la détoxication hépatique des divers polluants et notamment des xéno-œstrogènes (molécules œstrogéniques industrielles). Il est aussi protecteur cellulaire en réduisant l'entrée de certaines substances toxiques pour la cellule. Il fonctionne en synergie avec les oméga-3.

On utilisera : Doluperine®, laboratoire Holistica ; QuantaOx®, laboratoire PhytoQuant ; Ergycare®, laboratoire Nutergia ; Curcuma P®, laboratoire Longévie, CurcumaXX®, laboratoire Phytobioform.

Précautions d'emploi de la curcumine :

- La curcumine administrée le même jour que les médicaments de chimiothérapie suivants : camptochécine, doxorubicine, méchloréthamine, cyclophosphamide et vincristine, est susceptible d'inhiber partiellement leur effet. Hors usage condimentaire, il convient donc de ne pas ingérer de curcuma à visée thérapeutique deux jours avant et deux jours après les cures de chimiothérapie avec ces produits, mais aussi par précaution avec toutes les autres molécules de chimiothérapie.

- Cette précaution ne s'applique cependant pas pour les quatre médicaments de chimiothérapie suivants : gemcitabine, paclitaxel, docétaxel et oxaliplatine, dont la curcumine va, à l'inverse, potentialiser l'action en sus d'améliorer la tolérance. Il est alors possible et même recommandé de prendre du curcuma à dose thérapeutique (1 à 2 cuillères à soupe de poudre ou 1 à 2 gélules de 300 mg par jour) tout au long de la chimiothérapie qui utilise ces quatre molécules.

- En cas de prise d'anticoagulants et d'antiplaquettaires, ne pas dépasser 300 mg de curcumine, soit 1 cuillère à soupe tous les deux jours, en raison du risque de cumul d'action au niveau de la coagulation et des saignements intempestifs.

Astuce

Pour optimiser l'action de la curcumine, on peut utiliser le poivre et le gingembre :

- la pipérine du poivre (*Piper nigrum*) multiplie par vingt l'absorption de la curcumine par l'organisme en favorisant son métabolisme au niveau intestinal. Le poivre, ajouté à la prescription à raison de 1 %, présente de plus, tout comme le desmodium, des propriétés protectrices du foie bénéfiques en cas de chimiothérapie ;
- le gingembre (*Zingiber officinalis*) est la plante antinausées, il facilite l'assimilation de la curcumine.

On peut le consommer de diverses façons, en décoction de rhizome séché concassé, en infusion longue de gingembre frais râpé, en gélules d'extrait seul ou en mélange, et aussi sous forme de gingembre confit débarrassé du sucre (Dolupérine®, laboratoire Holistica). Autre astuce efficace contre les nausées : respirer alternativement des huiles essentielles de menthe poivrée (*Mentha piperata*) et de citron (*Citrus limonum*).

Les épices – curcuma (que l'on trouve aussi dans le curry), poivre, gingembre, peuvent être ajoutées dans les plats pour une alimentation riche et variée. Ainsi tous les facteurs de santé pourront fonctionner en coopérativité les uns avec les autres.

Le saviez-vous ?

Il existe d'autres molécules antioxydantes. Des plantes riches en polyphénols, raisin (*Vitis vinifera*), thé vert (*Camelia sinensis*), ginkgo (*Ginkgo biloba*), disponibles en unitaire ou sous forme de complexes plantes-vitamines naturelles-minéraux (ces deux derniers à doses micronutritionnelles) sont possibles pendant la chimiothérapie mais à de faibles doses. Certains médecins ne les proposent qu'avant la chimiothérapie puis en postcure pendant de longues années et à des doses plus fortes. La propolis et les pollens ont une forte activité antioxydante, d'autant plus importante s'ils sont frais, même congelés – les pollens sont congelés à l'état frais et pas secs (laboratoire Pollenergie).

■ Protéger la muqueuse et la flore intestinales

Pour éviter l'altération constante de la flore intestinale due à la chimiothérapie, on peut avoir recours à des thérapeutiques naturelles contenant :

- de la L-glutamine, un nutriment essentiel de la cellule intestinale (produits Mucoperm®, laboratoire Longévie ; Quantavillosi®, laboratoire PhytoQuant ; Perméaprotect®, laboratoire Lescuyer) ;
- de la chlorophylle magnésienne, Quantaphylle®, laboratoire PhytoqQuant, Chloronel®, laboratoire Lescuyer ;
- des symbiotiques (pré- et probiotiques). Elles sont à commencer systématiquement dans les dix jours qui suivent chaque chimiothérapie, leur prescription doit être prolongée.

Le pollen frais décongelé de ciste (*Cistus ladaniferus*) est quant à lui rééquilibrant et protecteur de la muqueuse et de la flore intestinale.

▪ Stimuler l'immunité

Des plantes comme l'échinacée (*Echinacea angustifolia*), le ginseng (*Panax ginseng*), la griffe de chat (*Uncaria tomentosa*), l'éleuthérocoque (*Acanthopanax senticosus*) ou des champignons comme le reishi (*Ganoderma lucidum*), le maïtaké *(Grifola frondosa)* et le shiitaké (*Lentinus edodes*) peuvent être prescrits dès l'annonce de la maladie et prolongés jusqu'à la fin des traitements lourds de chimiothérapie et de radiothérapie.

On peut y associer en homéopathie : Influenzinum 9 CH, 1 dose (petit tube) deux fois par semaine et Thymuline 9 CH, 2 granules matin et soir, le temps des thérapeutiques lourdes.

—————————— Le saviez-vous ?——————————

Certains médecins pensent qu'il vaudrait mieux donner de plus petites doses de chimiothérapie anticancéreuse sur une durée plus longue, pour limiter les effets secondaires et réduire l'impact sur les cellules immunitaires, afin notamment de permettre à l'organisme de continuer à se défendre par lui-même.

Ces mêmes médecins conseillent une chimiothérapie dite néoadjuvante (avant la chirurgie) quasi systématique, pour limiter le risque de dissémination de cellules cancéreuses pendant l'intervention. Ils sont assez réticents concernant les biopsies du fait du même risque de dissémination.

▪ Détoxiquer l'organisme en profondeur après la chimiothérapie

En détoxiquant le foie et en restaurant l'intégrité de la muqueuse intestinale et l'équilibre de la flore intestinale, on permet une meilleure assimilation à venir des micronutriments (minéraux et vitamines) et la stimulation d'une grande partie du système immunitaire.

Il importe de restaurer l'équilibre acido-basique que l'on peut vérifier en testant le pH urinaire des deuxièmes urines du matin (à jeun si possible), par des produits spécifiques.

On utilisera : Alcaflore®, laboratoire Lescuyer ; Quantaphylle®, laboratoire PhytoQuant.

Après la fin des traitements lourds du cancer, il est possible d'envisager, impérativement instaurée par un médecin averti, une détoxication des métaux lourds : spiruline, chlorelle, coriandre, ail des ours… et Quantakel laboratoire PhytoqQuant.

———————————————————— *Le saviez-vous ?*————————————————

Le millepertuis (*Hypericum perforatum*), indiqué en traitement d'un état dépressif apparu ou aggravé après l'annonce de la maladie, doit être arrêté tout le temps d'une chimiothérapie à métabolisme hépatique. Il interfère sur le métabolisme de certains médicaments et en diminue l'efficacité.

L'accompagnement de la radiothérapie

Par voie orale

On doit absolument se faire suivre par un médecin averti qui pourra prescrire :

- Certains remèdes comme la vitamine C naturelle, le thé vert (*Camelia sinensis*), un extrait spécifique de ginkgo (*Ginkgo biloba*) préparé à partir des feuilles jaunes qui lui confère de plus des propriétés antifibrose. Ils peuvent être pris tout au long de la radiothérapie.

- En homéopathie, Thiosinaminum 7 CH a une action préventive de la fibrose, 10 granules par jour, le temps de la radiothérapie.

- Le Sérocytol® neurovasculaire qui protège les tissus sains de l'irradiation.

- Des acides gras alkylglycérols présents dans les huiles de chimère et de foie de requin, préférables pendant la radiothérapie aux acides gras polyinsaturés (oméga-6 ou 3) que l'on réserve pour après le traitement.

Les plantes immunostimulantes précédemment citées (voir Stimuler l'immunité p. 116) peuvent être prescrites tout au long de la radiothérapie. Une fois la radiothérapie terminée, les huiles de bourache (*Borago officinalis*) et d'onagre (*Œnothera biennis*) riches en acide gammalinolénique (oméga-6) vont aider à la cicatrisation et à la régénération cutanée. Par voie orale, pendant 2 à 3 mois, 2 gélules matin et soir, Toconagre® laboratoire Lescuyer, Quantabourrache® laboratoire PhytoqQuant.

■ Par voie locale

Il convient de rappeler qu'avant la séance de radiothérapie, la peau doit être savonnée, lavée et rincée, et qu'aucun produit ne doit y être appliqué.

prouvé toute leur efficacité : l'application d'huile essentielle pure de niaouli (*Melaleuca quinquenervia*), CT 1-8 cinéole ou CT Nérolidol a largement fait ses preuves pour protéger la peau des brûlures. Par contre, ne pas utiliser le type chimique (CT, chémotype) viridiflorol du fait de son œstrogénicité. L'huile essentielle pure est appliquée immédiatement après la séance puis trois heures plus tard. Il est essentiel de dépasser largement dans toutes les directions de la zone irradiée, de passer sous le bras, sur le côté du thorax, de monter sur le cou au niveau de la thyroïde et de l'autre côté du sternum. (Le docteur Anne-Marie Giraud-Robert a souligné, dans ses travaux, l'intérêt de cette huile essentielle sans en préciser le chémotype.) On peut la remplacer par d'autres huiles essentielles radioprotectrices que l'on emploie toujours pures : la lavande (*Lavandula officinalis*), l'immortelle (*Helichrysum italicum* et pas *odorantissimum* riche en viridiflorol), la myrrhe (*Commiphora molmol*), l'arbre à thé/tea-tree (*Melaleuca alternifolia*) et même la menthe douce (*Mentha spicata*). Une heure après chaque application de l'huile essentielle pure, on masse la zone soit avec un gel pur d'aloès (*Aloe vera*), soit avec un produit à base de colostrum et d'aloès, comme Quantaderm® laboratoire PhytoqQuant, soit Protectoderm® laboratoire Lescuyer qui contient un actif marin et de l'huile de tea-tree.

■ Autres remèdes naturels au cours d'une radiothérapie

Des probiotiques ou des symbiotiques, en permanence associés à de la chlorophylle magnésienne, sont conseillés tout au long de la radiothérapie.

L'homéopathie prescrite par le médecin avec des souches spécifiques de la radiothérapie et de ses effets secondaires.

---

1 Certains médecins radiothérapeutes le conseillent.

Rayons gamma 30 CH, 2 granules matin et soir.

Radium bromatum 7 CH, 2 granules le matin.

Sepia 9 CH, 2 granules le matin.

Ignatia amara 9 CH, 2 granules matin et soir.

Sulfur 15 CH, 1 dose (petit tube) par semaine le dimanche.

Apis mellifica 9 CH, 2 granules avant la séance, après la séance et tous les quarts d'heure quatre fois de suite, 2 granules le soir.

Certains recommandent :

- Les trois acides de Le Foll, dérivés de l'acide acétique : par voie générale en granules 6 CH (acide trichloroacétique, acide tribromoacétique, acide trifluoroacétique), 2 granules trois fois par jour ; par voie locale, en pommade (acide trichloroacétique, acide tribromoacétique, acide trifluoroacétique 5 CH, 6 CH, 9 CH, tissu réticulo- endothélial 5 CH, Silicea 5 CH, cétaline qsp 60 g), on peut y ajouter de l'huile végétale de calophylle (*Calophyllum inophyllum*), 15 mL, l'application peut être commencée pendant la radiothérapie puis poursuivie au quotidien pendant plusieurs années. À faire préparer en pharmacie.

- Le silicium organique d'origine végétale de préférence (ortie – *Urtica dioica* –, prêle – *Equisetum arvense* –, bambou – *Bambusa* – divers) par voie générale (2 cuillères à soupe matin et soir), et locale qui, pendant la phase de radiothérapie, assure une protection des tissus conjonctifs.

- Des produits à base d'huile de poissons riches en oméga-3, par voie cutanée et orale.

Ne pas exposer au soleil la zone irradiée (sein, cou, aisselle), et ce pendant au moins un an. Par précaution, appliquer une crème à indice de protection maximal si l'exposition est inévitable. Proscrire également la piscine pendant la radiothérapie et jusqu'à un mois après (trois mois si la peau est assez abîmée).

L'accompagnement du traitement antihormonal et la prévention des récidives et métastases

Vivre avec les médicaments antihormonaux

Après la chimiothérapie et la radiothérapie, le médecin adapte la prise en charge naturelle de façon personnalisée, en fonction des réactions de chaque femme aux antihormones qui sont généralement prescrites comme le tamoxifène ou les antiaromatases si la tumeur présentait des récepteurs hormonaux positifs. Le but de ces traitements est de neutraliser l'action néfaste sur le sein des hormones (œstrogènes) produites par la femme. Après la ménopause, malgré l'arrêt des sécrétions ovariennes, il persiste une petite imprégnation œstrogénique issue de la transformation d'androgènes (hormones mâles) d'origine surrénalienne dans le foie, le tissu adipeux, le muscle et les cellules tumorales.

Le tamoxifène est un antiœstrogène. Il va se positionner sur les récepteurs aux œstrogènes à la place des œstrogènes naturels (attention, on a montré que les isoflavones de soja peuvent perturber cette fixation). Il bloque le métabolisme de la cellule cancéreuse, qui meurt. Il est le seul à pouvoir être prescrit avant la ménopause et il est aussi parfois proposé après la ménopause, souvent pendant deux ans, avant un traitement par l'autre famille d'antihormones, les antiaromatases. Il protège l'os de la déminéralisation.

Ses effets secondaires possibles sont les bouffées de chaleur et un prurit vulvaire par sécheresse des muqueuses. Il présente un risque augmenté de phlébite ou d'embolie pulmonaire et augmente aussi le risque de cancer de l'utérus au niveau de l'endomètre chez la femme ménopausée. Il y a donc lieu de pratiquer une fois par an une échographie pelvienne pour surveiller l'utérus.

Chez la femme jeune, conjointement à la prescription d'antihormones, il peut être proposé une ménopause chimique réversible par injection de molécules appelées agonistes de la LH-RH. Dans d'autres cas, une intervention chirurgicale est proposée : en enlevant les deux ovaires, on réalise une castration chirurgicale définitive. Il n'y a alors plus d'imprégnation œstrogénique d'origine ovarienne.

Les antiaromatases, qui bloquent la transformation des androgènes en œstrogènes, ne peuvent se donner qu'après la ménopause. Ils ne protègent pas l'os de la déminéralisation, il faut pratiquer une ostéodensitométrie (examen médical qui permet de mesurer la densité de l'os) en début de traitement et mettre en place si nécessaire une thérapeutique de la perte osseuse. Ses effets secondaires possibles sont des bouffées de chaleur, de la sécheresse vaginale, des douleurs articulaires, des nausées, de la fatigue, une perte de cheveux et une atteinte hépatique.

Une prise de poids est souvent relatée par les femmes. Elle semble multifactorielle : la chimiothérapie augmente la masse grasse ; le stress, la fatigue et les douleurs articulaires peuvent s'accompagner d'une baisse de l'activité physique et d'une modification de l'alimentation... Il convient de lutter contre cette prise de poids par le biais de la nutrition et de l'instauration ou de la reprise d'une activité physique régulière.

_______________________________ Astuce _______________________________

Pour diminuer certains effets secondaires de ces antihormones, on peut fractionner les prises (matin et soir au lieu d'une fois par jour) et ajouter un isothérapique de la molécule en 9 CH, 2 granules deux à trois fois par jour.

_______ *Le saviez-vous ?*_______

Pas de génériques pour ces traitements antihormonaux, diffusez l'information. La mention non substituable doit être faite à la main en toutes lettres avant la dénomination de la spécialité prescrite.

Les molécules princeps sont pour les antiœstrogènes le Nolvadex®, pour les antiaromatases le Femara®, l'Arimidex®, l'Aromasine®. Elles sont chez la plupart des femmes bien mieux tolérées.

L'ORDONNANCE

- Contre les bouffées de chaleur : en homéopathie avec des souches comme Lachesis, Sulfur, Glonoïnum, Amyl nitrosum, Belladona en 9 CH et FSH en 15 CH, 2 granules trois fois par jour. En phytothérapie en excluant tout phytoœstrogène : mélisse (*Melissa officinalis*), grémil (*Lithospermum officinalis*), achillée millefeuille (*Achillea millefolium*)... En infusion, 2 cuillères à soupe pour un demi-litre d'eau, en EPS 1 cuillère à café matin et soir ou en teinture mère 100 gouttes matin et soir.

- Contre les douleurs articulaires : avec harpagophyton (*Harpagophytum procumbens*), chondroïtine sulfate (Chondrosulf® ou Structum®), 3 par jour. Et un médicament, non contre-indiqué, à base d'insaponifiable d'huile de soja (ne contenant pas d'isoflavones œstrogéniques) et d'huile d'avocat, Piascledine®, 2 par jour.

- Contre la sécheresse vaginale : avec des produits sans hormones et sans parabens. Éviter pommade et ovules à l'œstriol ou au promestriène même si certains cancérologues les prescrivent encore. (Voir partie 2, chapitre 14.)

Vivre après les traitements et réfléchir à la prévention des récidives et des métastases

Après les traitements anticancéreux lourds, c'est le moment de réfléchir à une démarche globale de santé associant une alimentation saine, des techniques d'aide à la gestion du stress, les médicaments allopathiques incontournables et diverses thérapeutiques naturelles.

Il nous paraît indispensable de proposer des thérapeutiques au long cours d'alternance d'antioxydants, d'oméga-3, de symbiotiques, de chlorophylle magnésienne, de pollen frais de châtaignier, de curcuma et poivre…

La prise de curcuma pourra se poursuivre à raison de 2 cuillères à soupe par jour ou 2 gélules de 300 mg de curcumine, pendant plusieurs années.

Il est possible dans la durée d'alterner avec le resvératrol issu du raisin qui est un antioxydant puissant. Molécule anti-inflammatoire et cardioprotectrice, elle serait aussi un agent anticancéreux comme la curcumine du curcuma, l'épigallocatéchine gallate du thé (polyphénol) et certains champignons – pleurote (*Pleurotus ostreatus*), reishi, maïtaké et shiitaké évoqués plus haut. De nombreux chercheurs dans le monde explorent ces pistes. Les plantes et les champignons immunostimulants peuvent être proposés en cures régulières, associés à une homéopathie spécifique…

Sachant que l'inflammation fait le lit du cancer, on peut adjoindre une enzymothérapie anti-inflammatoire à fortes doses. Il s'agit d'enzymes de type bromélaïnes d'origine végétale, plutôt que la papaïne ou la pancréatine moins bien tolérées. Ces enzymes détruisent le mucus qui entoure les cellules cancéreuses pour les protéger et qui empêche ainsi les cellules immunitaires de l'organisme de les détruire (Analaïne®, laboratoire Phyto-Plus, Extranase®).

L'importance de la vitamine D

Fondamental : le dosage de la vitamine D (qui n'est plus remboursé depuis septembre 2014 ; il coûte 11 euros) devrait – tout comme celui du zinc impliqué dans plus de deux cents réactions enzymatiques – faire partie des bilans sanguins régulièrement prescrits par les médecins, au même titre que celui du cholestérol ou de la glycémie. Le statut en vitamine D, qui intervient dans la minéralisation mais aussi dans les réactions immunitaires, doit impérativement être maintenu autour de 50 ng/mL chez une femme en bonne santé et entre 70 et 80 ng/mL chez une femme ayant eu un cancer du sein. Plus de deux tiers des femmes sont carencées. Il convient d'une part de restaurer le statut normal de cette vitamine puis d'autre part de parvenir à maintenir à long terme un taux normal stable.

La carence en vitamine D est corrélée à une augmentation du risque de récidive du cancer du sein, elle serait en effet directement impliquée dans la lutte contre les cellules cancéreuses. Elle est reconnue comme un immunomodulateur puissant, améliorant l'immunité cellulaire et les fonctions des macrophages. Ses effets sont augmentés par le resvératrol.

L'ORDONNANCE

La prise de calcifédiol à raison de 20 gouttes une à trois fois par semaine. Associée à la prise en continu de magnésium, de symbiotiques, à de l'huile de foie de morue 2 capsules par jour (insuffisante seule) et à une nutrition plus orientée encore vers les poissons et les fruits de mer sans oublier le foie de morue fumé (en boîte au supermarché, une boîte tous les quinze jours). Beaucoup préfèrent les vitamines D3 naturelles du laboratoire D-Plantes : l'une est issue de la lanoline (cire de laine du mouton) et se présente sous forme huileuse ou d'émulsion, l'autre, sous forme huileuse, a été identifiée dans un lichen boréal.

Une trituration homéopathique pour protéger l'os

Préparation :
* Calcarea phos 3 DH ;
* Ruta graveolens 6 CH ;
* ââ (à quantités égales) trituration 1 b de 60 g ;

2 mesures sous la langue, matin et soir tous les jours de l'année.

■ Le *Viscum album*

Certains médecins proposent un traitement immunostimulant par le gui (*Viscum album*), en injections sous-cutanées à dilutions homéopathiques croissantes. On utilise *Viscum album var. mali* en cas de cancer hormonodépendant et *var. pini* en cas de cancer non hormonodépendant et de postménopause. Le traitement peut démarrer dès l'annonce de la maladie, par exemple pendant vingt semaines à raison de quatre semaines sur cinq, puis être repris par cures pendant plusieurs années.

Une réactivation de certaines maladies virales (mononucléose infectieuse, herpès, cytomégalovirus…) pourrait être en lien avec le développement de certains cancers du sein non familiaux. Des dosages spécifiques peuvent être pratiqués au laboratoire : bilan immunitaire, sérologies virales. Des virus ont pu être trouvés dans des pièces opératoires de cancer du sein. Un traitement par immunothérapie, homéopathie ou aromathérapie est alors proposé.

L'accompagnement de certains médicaments

■ Le trastuzumab

Un nouveau médicament contre le cancer du sein, le trastuzumab (Herceptin®, anticorps monoclonal), est administré pendant ou après les traitements de chimiothérapie si la tumeur présente des récepteurs HER 2 positifs neu. Il peut aussi être associé au traitement antihormonal.

Du fait de sa toxicité cardiaque (risque d'insuffisance cardiaque), il est préférable de commencer l'accompagnement trois jours avant et de le poursuivre dix jours après chaque injection d'Herceptin®, en vue d'une meilleure tolérance.

Les autres effets secondaires du trastuzumab sont la fatigue, un syndrome grippal (frissons, fièvre), une prise de poids, des douleurs diverses, des signes digestifs (diarrhée, nausées, vomissements), des difficultés à respirer, des troubles psychologiques (anxiété, dépression), des insomnies…

Pour accompagner sa prescription :

- symbiotiques ;
- oméga-3 ;
- coenzyme Q10 à dose suffisante, 100 mg/j ;
- curcuma, poivre à raison de 600 mg/j, poivre, gingembre ;
- autres antioxydants ;
- oligoéléments : zinc, cuivre, soufre ;
- Sérocytols® cœur-vaisseaux et neurovasculaire ;
- isothérapique homéopathique : Trastuzumab 9 CH, 2 granules matin et soir.

◼ Le bévacizumab

Autre traitement récent, Avastin®, à action antiangiogénique (empêchant la vascularisation de la tumeur) est indiqué dans le cancer du sein métastatique uniquement. Son administration est suivie d'une inhibition de la progression des métastases. Les complications décrites sont des perforations gastro-intestinales rares, des désunions de cicatrices, des hémorragies souvent nasales, fréquemment une hypertension artérielle ou une insuffisance cardiaque. L'accompagnement est identique à celui du trastuzumab. On peut associer, en homéopathie, l'isothérapique Bévacizumab 9 CH, 2 granules matin et soir.

En savoir plus

- Dr Jean-Louis Bagot, *Cancer et homéopathie*, Éditions Unimedica, 2013.
- Drs Jean-Claude Karp et François Roux, *Traitement de supports homéopathiques en cancérologie*, Éditions CEDH, 2012.
- Le Bail Didier, *Et si vous manquiez de vitamine D*, Éditions Mosaïque Santé, 2011.

Soigner les problèmes gynécologiques après un cancer du sein

Une femme atteinte ou ayant été atteinte d'un cancer du sein peut présenter diverses situations hormonales qui ne doivent plus être traitées par l'allopathie :

* une ménopause naturelle antérieurement traitée par THM ;
* une ménopause naturelle non traitée ;
* une ménopause chez une femme jeune liée à la chimiothérapie, à l'injection d'analogues de la LH-RH ou à une castration chirurgicale (ovariectomie bilatérale) ;
* des règles plus ou moins régulières sous tamoxifène (les effets secondaires comme les bouffées de chaleur et une sécheresse vaginale témoignent de l'efficacité de la molécule ; il existe un risque augmenté de cancer de l'endomètre nécessitant un suivi annuel par échographie pelvienne, ce risque est plutôt décrit toutefois chez des femmes ménopausées) ;
* une ménopause sous antiaromatases (les effets secondaires sont des bouffées de chaleur, des douleurs musculaires et articulaires, une sécheresse vaginale, de la fatigue).

----------------------------------- *Astuce* -----------------------------------

Une tisane sans phytoœstrogènes pour lutter contre les bouffées de chaleur : mélangez en quantités égales (30 g) bourse à pasteur, plante (*Capsella bursa-pastoris*) ; vigne rouge, feuille (*Vitis vinifera var. rubra*) ; hamamélis, feuille (*Hamamelis virginiana*) ; achillée millefeuille, plante (*Achillea millefolium*) ; aubépine, sommités fleuries (*Crataegus oxyacantha*) ; mélisse, feuille (*Melissa officinalis*) et gattilier, fruits (*Vitex agnus-castus*) coupés menus.

Utilisez 2 à 3 cuillères à soupe pour un demi-litre d'eau, portez l'eau à ébullition, versez-la sur les plantes et laissez infuser 10 minutes à couvert, filtrez à travers une passoire fine. Buvez une tasse de tisane froide ou glacée plusieurs fois par jour, jusqu'à amélioration.

◼ Traiter la ménopause, la préménopause et les situations d'hyperœstrogénie en cas de cancer du sein

Les plantes « hormonales » utilisées dans ces trois situations :

- seules les phytoprogestérones peuvent être prescrites, on privilégie le gattilier (*Vitex agnus-castus*) et la mélisse (*Melissa officinalis*) pour leur action particulièrement freinatrice de l'hypophyse (plantes antigonadotropes) ;
- tous les phytoœstrogènes sont contre-indiqués ;
- l'usage prolongé de plantes gonadotropes (stimulant l'hypophyse), comme le ginseng (*Panax ginseng*) et l'éleuthérocoque (*Acanthopanax senticosus*), est déconseillé, elles finissent par devenir œstrogéniques.

Des compléments nutritionnels à visée antioxydante et sans vitamine B12, contre-indiquée dans tout cancer, peuvent être associés aux phytoprogestérones.

Les souches hormonales homéopathiques folliculinum, progesteronum et luteinum doivent être évitées, quelle que soit leur dilution.

Il est important de dire que l'huile de soja et la lécithine de soja ne sont pas contre-indiquées, elles ne contiennent pas d'isoflavones, molécules responsables de l'effet œstrogénique du soja.

Les oméga-6 (huiles d'onagre, de bourrache) et les oméga-3 sont conseillés.

Des complexes apportant des phytoprogestérones permettent de traiter une insuffisance en progestérone, responsable d'un climat d'hyperœstrogénie physiologique en préménopause et induisant syndromes prémenstruels, mastoses, règles abondantes, fibromes, endométriose, kystes de l'ovaire (Seremens®, Phytocyclan®, Prépause®, Elusanes® Gattilier, Cyclostim®...)

_______________ *Le saviez-vous ?*_______________

Lors de la ménopause, on associe des phytoprogestérones à des antioxydants, des pré- et probiotiques et des oméga-3 et 6 sans phytoœstrogènes. Il existe un complexe spécifique formulé spécialement pour la femme ménopausée présentant un cancer du sein (Mamopause®).

CHAPITRE 11

AUTRES MÉDECINES COMPLÉMENTAIRES

L'acupuncture est une ressource précieuse pour faire face à la douleur et aux effets secondaires des traitements, la naturopathie renforce le système immunitaire et améliore la résistance de l'organisme, l'anthroposophie est une médecine qui relie le physique au spirituel, les fleurs de Bach et les élixirs floraux luttent contre la déprime et le thermalisme procure bien-être et détente et propose aussi des solutions postopératoires.

L'acupuncture

■ Qu'est-ce que l'acupuncture ?

L'acupuncture est en France la plus pratiquée des différentes branches de la médecine chinoise. Le docteur Denis Colin est responsable d'enseignements d'acupuncture à Paris 13. Il est attaché à l'hôpital de Saint-Cloud et président du Collège français d'acupuncture et de médecine traditionnelle chinoise (CFA-MTC). Comme il l'explique, « dans la médecine chinoise, l'homme est régi par deux forces complémentaires mais opposées, le yin et le yang, et par l'énergie vitale, le qi. Si l'on est malade, c'est qu'il y a déséquilibre entre le yin et le yang et que le qi circule mal ». L'acupuncture vise à rétablir une circulation harmonieuse de l'énergie à l'aide d'aiguilles piquées dans des points précis du corps. Au nombre de 366, ces points sont situés le long de douze méridiens, sorte de voies de passage de l'énergie. Pour poser son diagnostic, l'acupuncteur interroge le patient et l'examine. Il procède aussi à la palpation des pouls. Il y en a six sur chacun des poignets, qui indiquent l'état énergétique des organes (foie, reins, rate, cœur, poumons…).

Acupuncture et effets secondaires des traitements du cancer du sein

Selon les essais cliniques réalisés jusqu'à présent, certains organismes, dont le National Cancer Institute et l'Organisation mondiale de la santé, ont conclu à l'efficacité de l'acupuncture pour réduire les nausées et les vomissements provoqués par un traitement de chimiothérapie.

« Je propose des séances avant la chimiothérapie et avant la radiothérapie, explique le docteur Denis Colin, afin de contrôler les effets secondaires. Les résultats sont très satisfaisants. »

Quelques études cliniques ont aussi évalué l'efficacité de l'acupuncture pour soulager les douleurs causées par le cancer. Les résultats sont davantage contradictoires. « Dans ma pratique, poursuit le docteur Colin, j'ai de bons résultats aussi bien au niveau de la douleur des suites opératoires que dans la stimulation du système immunitaire. » L'acupuncture pourrait aussi aider à réduire d'autres symptômes liés au cancer, par exemple la perte de poids, l'anxiété et la dépression, mais les preuves scientifiques sont encore au stade préliminaire. En revanche, selon une étude américaine, l'acupuncture diminuerait efficacement les bouffées de chaleur provoquées par la chimiothérapie et les traitements antiœstrogéniques dans le traitement du cancer du sein.

De plus en plus d'unités de soins de support en cancérologie proposent de l'acupuncture, par exemple celle de l'hôpital européen Georges Pompidou à Paris.

On trouve aussi des consultations d'acupuncture au sein des consultations antidouleur des hôpitaux.

En savoir plus

🎗 www.acupuncture-france.com

▪ L'auriculothérapie

Le docteur David Alimi, neurophysiologiste, auriculo-acupuncteur, responsable du diplôme universitaire d'auriculothérapie à la faculté de médecine Paris 13, a donné ses lettres de noblesse à l'auriculothérapie par l'intérêt de ses publications scientifiques. Elles démontrent, notamment par IRM, l'impact au niveau cérébral d'une zone correspondant à l'organe dont le point d'acupuncture vient d'être piqué au niveau de l'oreille.

Cette méthode mise au point par le docteur Paul Nogier est fondée sur la stimulation de points réflexes au niveau de l'oreille, chaque point correspondant à un organe. Le docteur Alimi assure une consultation d'auriculothérapie au centre antidouleur de l'Institut Gustave Roussy, à Villejuif. Il enseigne et donne des conférences sur l'intérêt de cette médecine pour accompagner les traitements lourds du cancer et soulager les douleurs.

En savoir plus

⅄ www.auriculo-scientifique.com

La naturopathie

Elle englobe un ensemble de pratiques issues de la médecine traditionnelle occidentale et vise à préserver et optimiser la santé globale de l'individu ainsi qu'à aider l'organisme à se régénérer grâce à des moyens naturels : eau, air, terre, exercices, relaxation, alimentation saine à tendance végétarienne. Avant tout hygiénistes et éducateurs, les praticiens de santé naturopathes ne procèdent ni au diagnostic ni au traitement de maladies, ils enseignent l'art de la qualité de vie et de l'entretien de la santé. La naturopathie ne soigne pas le cancer mais permet de soulager les effets secondaires des traitements. En France, la qualité et les compétences des naturopathes sont variables, la profession n'ayant pas su s'entendre sur une formation de base commune sérieuse. De plus, la formation à la faculté de médecine de Bobigny a été supprimée en 2013.

La médecine anthroposophique

La médecine anthroposophique n'est pas une médecine en rupture avec la médecine officielle. Elle vient en complément de la formation médicale scientifique classique. Il s'agit d'une approche médicale intégrée dans une philosophie créée au début du XXe siècle par un scientifique et philosophe d'origine autrichienne, Rudolph Steiner. Il préconise une vision du monde humaniste qui intègre les dimensions matérielles et spirituelles de l'être humain. L'approche médicale est profondément holistique, intégrant la notion de compétence du patient, apte à collaborer à sa guérison.

Selon une étude réalisée en Suède en 2005, les soins de type anthroposophique aideraient les patientes qui souffrent d'un cancer du sein à adopter une attitude positive face à la maladie. (Cette étude fut menée auprès de cent vingt femmes dont soixante avaient choisi d'être traitées dans un hôpital anthroposophique tandis que les autres ne recevaient que les soins de la médecine classique.) Outre les soins classiques indiqués pour le cancer du sein, le traitement anthroposophique comprend un programme thérapeutique personnalisé incluant l'administration d'un extrait de gui (*Viscum album*), Iscador®, des ateliers d'art-thérapie et de rythmique (eurythmie), des massages thérapeutiques et des séances d'hydrothérapie.

Le saviez-vous ?

Près de Bâle, en Suisse allemande, la Lukas Klinik accueille exclusivement des personnes atteintes de cancer. Cet établissement, d'inspiration anthroposophique, propose en plus des soins classiques un élargissement du champ thérapeutique. On y considère le cancer comme une désorganisation des forces intérieures. Le gui est utilisé après fermentation et ultracentrifugation. C'est le *Viscum album* fermenté qui possède une activité antitumorale et des propriétés immunostimulantes. Ces dernières favorisent la restauration des fonctions immunitaires nécessaires à l'organisme. Par ailleurs, toutes les thérapies complémentaires (peinture, musique…) sont destinées à réorganiser les forces intérieures. Voir www.lukasklinik.ch.

Les fleurs du docteur Bach et les élixirs floraux

Les fleurs du docteur Bach permettent de rééquilibrer le système émotionnel. Peu onéreuses, elles sont faciles à utiliser. Elles peuvent aider tout au long des traitements du cancer et soutenir lors de périodes difficiles de grand stress, d'angoisse, de déprime, voire de conflit. Elles ne présentent aucun risque d'accoutumance ou de nocivité. On les trouve en boutiques diététiques et dans certaines pharmacies.

L'olivier sera utile si l'on ressent une grande fatigue, la gentiane bleue combat le découragement et le pessimisme, l'étoile de Bethléem réduit la peine et met du baume au cœur, le charme redonne de l'entrain et de la motivation, le noyer permet de progresser et de se libérer du passé, la mimule agit sur les peurs. Enfin, le Rescue® est une combinaison d'essences florales aux vertus calmantes (impatience, étoile de Bethléem, prunier myrobolan, hélianthème et clématite). Il est très utile dans les situations de stress intense en consultation, en traitement, en attendant les résultats des examens, bref dans toutes les situations difficiles.

En savoir plus

- Ferris Paul, *Le Guide des fleurs du docteur Bach*, Éditions Marabout, Paris, 2013.
- Moro Buronzo Alessandra, *Encyclopédie des fleurs de Bach*, Éditions de la Martinière, 2014.
- www.bachcentre.com, www.lesfleursdebach.fr
- www.lab-deva.com

Le saviez-vous ?

Il existe une cure spécifique pour les suites de traitements du cancer du sein (cicatrices suite à l'opération, traitement des radiodermites, sécheresse due à la chimiothérapie, etc.). Elle dure vingt et un jours et a lieu à La Roche-Posay. Elle est prise en charge entre 65 % et 100 % par la Sécurité sociale, les mutuelles compensent en général le reste. Elle doit être prescrite par un médecin. Voir www.thermes-larocheposay.fr/indication-suites-cancer.html, mais aussi le lymphœdème à Argelès-Gazost et Luz-Saint-Sauveur.

CHAPITRE 12

RÉPERTOIRE D'ADRESSES ET INFORMATIONS COMPLÉMENTAIRES

Comme nous l'avons vu au fil des pages, les possibilités en médecines complémentaires sont très nombreuses et les remèdes naturels ne manquent pas pour accompagner les effets secondaires des traitements du cancer du sein. On veillera à trouver un thérapeute pour accompagner ce chemin, médecin homéopathe, phytothérapeute, acupuncteur, etc., et pourquoi pas un naturopathe.

Trouver des thérapeutes

▪ Acupuncture

Acupuncteurs non médecins

Union française des professionnels de médecine traditionnelle chinoise : www.ufpmtc.com

Fédération nationale de médecine traditionnelle chinoise : www.fnmtc.fr

Collège français d'acupuncture et médecine traditionnelle chinoise : www.cfa-mtc.org

Groupe d'études et de recherches en acupuncture : www.gera.fr

Acupuncteurs médecins

Pour obtenir l'adresse et le téléphone d'un médecin acupuncteur dans sa région, on peut téléphoner au secrétariat de l'AFA (Association française d'acupuncture) : 04 42 52 59 07, www.acupuncture-france.com

Fédération des acupuncteurs pour leur formation médicale continue : www. acupuncture-medic.com

Homéopathie

Syndicat national des médecins homéopathes français : www.snmhf.net

Association promotion de la médecine homéopathique : www.apmh.asso.fr

Et aussi : www.planete-homeo.org

Naturopathie, oligothérapie, phytothérapie

Fédération française de naturopathie : www.fenahman.org

Oligothérapie : www.naturamedic.com

Association médicale pour la promotion de la phytothérapie (docteur Bérengère Arnal-Morvan) : www.ampphy.com (site en construction), ampp33@wanadoo.fr.

Médecine anthroposophique

Pour trouver les coordonnées d'un médecin anthroposophe dans sa région, on peut contacter l'APMA (www.apma.fr), membre de la fédération européenne EFPAM (European Federation of Patients' Associations for Anthroposophic Medicine) : www.efpam.org

Se procurer les plantes

Les trois grandes herboristeries parisiennes :

- Herboristerie d'Hippocrate, 42 rue Saint-André-des-Arts, 75006 Paris, tél. 01 40 51 87 03.
- Grande herboristerie médicale de la place Clichy, depuis 1880, 87 rue d'Amsterdam, 75008 Paris, tél. 01 48 74 83 32
- Herboristerie du Palais-Royal, 11 rue des Petits Champs, 75001 Paris, tél. 01 42 97 54 68, www.herboristerie.com

Il existe bien sûr des herboristeries en région, il faut se renseigner auprès des magasins bio et aussi de l'ARH (Association pour le renouveau de l'herboristerie), tél. et fax 01 43 58 66 48, www.arh-herboristerie.org ; ou du syndicat des simples, tél. 06 62 50 24 80, www.syndicat-simples.org

L'herboristerie de Martine Roset, le Tilleul d'or, à Bergerac, envoie par la poste toutes les tisanes, tél. et fax 05 53 57 18 33, roset.francis@orange.fr

L'herboristerie de François Petitet, Herbéo, à Bordeaux, tél. 06 83 36 49 77, contact@herbeo.fr, www.herbeo.fr

Quelques produits

◾ Huile de foie de requin

Ecomer® est un concentré breveté d'huile de foie de requin des mers froides et profondes, riche en alkylglycérols qui sont des composés lipidiques naturellement présents dans certains organes (moelle osseuse, foie, rate), dans le lait maternel, et impliqués dans le système de défense immunitaire. Il remplace l'ancien produit Alkyrol®. Il est conseillé en traitement de soutien dans les chimiothérapies et les radiothérapies. Il est vendu sous forme de complément nutritionnel en pharmacie et dans les magasins diététiques. À prendre environ deux à trois semaines avant le début du traitement.

www.nutrilys.com

Alkoxyl®, à l'huile de foie de requin du Groenland, est un produit similaire (www.laboratoire-lescuyer.com).

Coenzyme Q10

La coenzyme Q10 (CoQ10), ou l'ubiquinone, est un nutriment que l'organisme produit en petites quantités et qui est présent dans certains aliments, les céréales complètes, les noix, les noisettes, les huiles végétales, les légumineuses, les sardines. Elle joue un rôle important dans le système de l'énergie et de la respiration de nos cellules et est en outre un excellent antioxydant.

Des compléments dont la qualité est très variable sont désormais vendus en pharmacie. La CoQ10 étant liposoluble, on doit s'assurer que le complément proposé est sous une forme liée à de l'huile, plutôt qu'en poudre ou en comprimés. Cette association assure en effet une meilleure assimilation par l'organisme.

Petite histoire des plantes africaines du docteur Tubéry

Le docteur Pierre Tubéry a rapporté du Cameroun trois plantes dont les effets sont intéressants dans les pathologies graves : le *Desmodium adscendens*, le *Securidaca longepedonculata* (Sélongénine®) et le *Gnidia kraussiana*. De retour en France, pour populariser leur utilisation, il a créé l'Association solidarité pour le soutien aux malades.

Le desmodium (http://tubery.pierre.free.fr) s'utilise contre les nausées induites par la chimiothérapie, de préférence sous forme de décoction et non en gélules, la plupart du temps sous-dosées. On trouve le desmodium sous forme de plante sèche dans certaines pharmacies ou certains magasins de diététique ou bien à l'association, à Toulouse.

Avec les nausées, l'odeur et le goût de la décoction sont parfois mal supportés, on peut soit ajouter de la verveine ou du tilleul, soit choisir les décoctions concentrées vendues sous forme de sirop. Les plus connues et les plus concentrées sont le Desmopar® (www.desmopar.com) et le QuantaSmodium® (labellisé par la fondation Kousmine et distribué par le laboratoire PhytoQuant).

Après chaque séance de radiothérapie, on peut utiliser le gel Doucéliantis®.

◾ Les produits Beljanski

La flavopéreirine, tirée du pao pereira (un arbre d'Amazonie), agirait sur toutes les formes de cancers, tandis que l'alstonine, tirée du rauwolfia (une plante africaine) serait plus efficace dans les cas de cancers hormonaux.

Un autre produit, issu du ginkgo, réduirait la fibrose provoquée par les radiations. Enfin, le ReaLBuild®, dérivé de l'ARN de la bactérie *Escherichia Coli K12* aurait la propriété de protéger les cellules au moment des traitements de radiothérapie et de chimiothérapie et donc de diminuer les effets secondaires des traitements classiques.

Même si ces produits sont utilisés par de nombreuses personnes, aucune étude clinique ou épidémiologique n'a été faite pour comparer les résultats obtenus avec les produits Beljanski et les traitements classiques.

Ces produits sont fabriqués aux États-Unis et vendus sur Internet par Natural Source International. Ils coûtent entre 1,05 et 1,30 $ l'unité et sont considérés

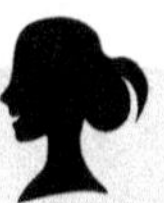

Elles le vivent

« Je vivais difficilement les chimiothérapies. Et puis j'ai découvert, grâce à l'association MISS, le desmodium, une plante africaine. On la consomme sous forme de décoction dans les problèmes de foie. Utilisé pendant la chimio, il supprime les nausées. J'ai vécu ce résultat comme un vrai miracle. Par ailleurs, après un jeûne thérapeutique, j'ai adopté une alimentation totalement bio, à tendance végétarienne et assez frugale. »
Audrey, 58 ans.

comme des suppléments alimentaires par la réglementation américaine. Voir www.beljanski.com et www.natural-source.com.

G5

Le G5, silicium organique, n'est pas un produit miracle, mais, selon certains témoignages de médecins et de patientes, il se révèle intéressant pour éviter divers effets secondaires de traitements comme les chimiothérapies et les radiothérapies.

> **En savoir plus**
>
> www.g5-silicium.com

Champignons

Maïtaké

Utilisé en Chine et au Japon depuis très longtemps pour renforcer la vitalité, lutter contre la fatigue et préserver la jeunesse, ce champignon (*Grifola frondosa*) possèderait des vertus stimulantes, anticancéreuses, antivirales et immunostimulantes.

Shiitaké

C'est le deuxième champignon le plus cultivé dans le monde, la Chine en est le plus grand producteur. On le trouve souvent dans les épiceries, généralement sous sa forme séchée. Ce végétal contient des quantités impressionnantes de plusieurs vitamines et minéraux. Son principal composé actif est le lentinane, un sucre qui aurait des propriétés anticancer.

▪ Resvératrol

Molécule présente en abondance dans le vin, plusieurs études démontrent qu'elle intervient à tous les stades du développement de la maladie. Elle détruirait les cellules cancéreuses en protégeant les cellules saines (ce que la chimiothérapie ne fait pas).

Des compléments alimentaires riches en resvératrol sont apparus sur le marché et sont donc à préférer évidemment à la consommation de vin. Le professeur Lucien Israël, éminent cancérologue, recommande le resvératrol. Des chercheurs de l'Inserm ont montré en 2010 l'intérêt de ce phytophénol dans la prévention des cancers.

▪ Autres remèdes naturels

D'autres remèdes naturels peuvent aider au cours de la chimiothérapie, mais, une fois encore, il faudra faire des choix et il est préférable voire indispensable de se faire accompagner par un médecin homéopathe, un phytothérapeute ou un naturopathe.

- Des oméga-3 de poissons (gélules en pharmacie).
- Des vitamines : A, E, C, les vitamines B sans la B12 (facteur de multiplication cellulaire, traditionnellement contre-indiquée en cas de cancer).
- Des oligoéléments : zinc, sélénium, magnésium, manganèse, lithium…

- Des molécules diverses : glutathion, L-cystéine, L-carnithine, lécithine, chlorelle… à prescrire en fonction de l'impact spécifique de chaque médicament de chimiothérapie.

- Une homéopathie de terrain et symptomatique.

- Les isothérapiques (homéopathiques) des produits de chimiothérapie qui permettent de les métaboliser plus rapidement.

- Les RNO : il s'agit de fragments d'ARN de levure, qui protègent globules blancs et plaquettes pendant les chimiothérapies.

- L'immunothérapie à doses infinitésimales : elle protège et stimule le système immunitaire.

- La sérocytothérapie : jadis remboursés par la Sécurité sociale, ces médicaments constitués d'immunoglobulines spécifiques sont issus de tissus ou d'organes et ont un effet régulateur, appelé immunomodulation, sur les organes perturbés. Voir www.serolab.ch.

CHAPITRE 13

TRAVAILLER SON MENTAL PENDANT LA MALADIE : LORSQUE L'ESPRIT AGIT SUR LE CORPS

Se relaxer est un objectif primordial pour une personne atteinte d'un cancer. En effet, le milieu hospitalier est, par essence, porteur de stress. Tout d'abord de son propre stress car on doit faire face à la maladie et aux incertitudes de l'avenir. Mais on se trouve aussi confronté à d'autres malades, véritables miroirs de nos propres angoisses. Parfois, la déshumanisation du traitement contribue à nous faire perdre nos repères, ce qui génère du stress.

Tout de suite après l'annonce du cancer surgit la pensée du traitement. Une plongée vers l'inconnu qui génère une anxiété très vive. La qualité de vie devient alors dépendante des ressources morales personnelles de la patiente et de l'écoute que son entourage lui accorde. La patiente doit accomplir un travail psychique intense. L'attitude de la famille, de l'entourage professionnel et des médecins consultés est alors capitale. Il est impératif que la personne touchée se sente écoutée, comprise, choyée, aidée pour assimiler la mauvaise nouvelle. C'est un long travail qui demande beaucoup d'énergie et d'amour.

Améliorer la qualité de vie
des personnes atteintes de cancer

Le passage en revue systématique de la littérature scientifique de 2000 à 2005 a permis de répertorier neuf études de bonne qualité sur ce sujet qui ont évalué la pratique de la méditation. Elles ont toutes rapporté des améliorations sur plusieurs symptômes psychologiques et physiques comme la réduction du stress, moins d'anxiété et de dépression, un plus grand bien-être et un renforcement du système immunitaire. Deux autres études (sans groupe témoin) publiées depuis ont offert des résultats similaires. Elles ont en outre constaté des améliorations de la pression sanguine, du sommeil et des symptômes de fatigue.

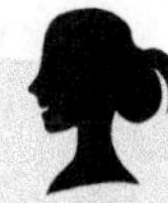

Elles le vivent

« Avant ma séance de chimio, je suis toujours tendue. Et de m'asseoir sur un siège inconfortable, à côté d'autres malades qui pleurent ou se plaignent, n'arrange rien. Alors, j'écoute le CD Chimio-relax, cela me permet de m'isoler. Je ferme les yeux et je rentre en moi-même. Seule compte alors la voix posée du docteur Paul qui me donne les instructions et me montre le chemin à suivre : je détends tous mes muscles, les pieds, les jambes, les cuisses, le ventre, le thorax et le visage ; je décrispe ma bouche. Les exercices de respiration abdominale me dénouent la gorge, débloquent le plexus solaire, améliorent l'oxygénation et la détoxication des cellules, détendent le corps et l'esprit… »

Annette, 58 ans.
(CD Chimio-relax du docteur Alain Paul, homéopathe et acupuncteur.)

■ Des lieux d'écoute, d'accueil et d'information

Les KIC (kiosque info cancer) ont été créés pour celles et ceux qui recherchent un soutien psychologique ou social et pour les familles qui s'interrogent. Le KIC a été conçu et pensé pour les malades et leurs familles en quête d'un moment d'apaisement, ils sont implantés dans de nombreuses villes (Amiens, Avignon, Bordeaux, Paris, Toulouse, Lyon…).

La maladie a-t-elle un sens ?

Telle est la question posée dans son livre par Thierry Janssen, chirurgien et thérapeute spécialisé dans l'accompagnement des maladies du corps. Auteur de *Vivre le cancer du sein… autrement* et de *La solution intérieure*, il est également membre d'honneur de l'association Au sein des femmes France et président d'honneur de celle de Belgique. La médecine soigne aujourd'hui le corps sans se soucier de la globalité de la personne humaine. S'appuyant sur les découvertes scientifiques les plus récentes, il retrace l'histoire de la médecine psychosomatique, véritable donneuse de sens dont il analyse les apports mais aussi les dérives.

En savoir plus

✱ Janssen Thierry, *La maladie a-t-elle un sens ? Enquête au-delà des croyances*, Éditions Fayard, Paris, 2008.

✱ Janssen Thierry, *Vivre le cancer du sein… autrement*, Éditions Pocket, Paris, 2010.

✱ Janssen Thierry, *La Solution intérieure*, Éditions Fayard, Paris, 2006.

✱ www.thierryjanssen.com

La réflexologie plantaire

La réflexologie est utilisée notamment pour relaxer – le stress étant à l'origine de nombreux dysfonctionnements physiques et psychiques –, activer la circulation sanguine et lymphatique, mobiliser les déchets, stimuler les émonctoires, réguler le système nerveux et enfin prévenir, soulager, voire éliminer un grand nombre de troubles et favoriser l'homéostasie. Le corps retrouve ainsi de manière naturelle équilibre et harmonie…

Les relaxations

Le training autogène de Schultz

Quelques études d'observation indiquent que le training autogène réduit considérablement l'anxiété, augmente la combativité face au cancer et améliore la qualité du sommeil. Une étude préliminaire, publiée en 2008 et portant sur trente et une femmes atteintes d'un cancer du sein à un stade précoce, a démontré que les femmes recevant chaque semaine une visite à la maison et une intervention de training autogène souffraient moins d'anxiété et de dépression que celles qui n'en recevaient aucune. D'autres effets bénéfiques ont été rapportés dans le groupe du training autogène, comme une réduction de l'hypertension et des bouffées de chaleur. Il s'agit d'une méthode d'entraînement personnel à l'autohypnose qui consiste en divers exercices mentaux destinés à mettre l'esprit et le corps au repos. Le sujet se concentre sur ses différentes sensations (lourdeur, chaleur…). Il tente ensuite de visualiser mentalement des couleurs, formes, objets ou même des personnes, des lieux, etc. Les résultats sont la détente musculaire et mentale et un gain d'énergie.

En savoir plus

⚮ www.sophrologie.com/schultz.htm

■ La méthode de relaxation progressive de Jacobson

La méthode de relaxation de Jacobson consiste en divers exercices de contractions et relâchements de différents groupes musculaires. Les muscles travaillent pendant quelques secondes puis se relâchent l'instant d'après. Après l'action, la prise de conscience des sensations amène une réelle décontraction musculaire. Appliqué au corps tout entier (segment par segment) on obtient un résultat relaxant très net. L'effet bénéfique d'une séance se prolonge par la suite et favorise un état d'esprit plus positif vis-à-vis des événements auxquels on est confrontés.

En savoir plus

⚮ www.sophrologie.com/jacobson.htm

■ La méthode Vittoz

Les praticiens en méthode Vittoz estiment que ce n'est pas une méthode de relaxation « mais une technique de rééducation du contrôle cérébral et de maîtrise de soi ». Pour Roger Vittoz, la rééducation du contrôle cérébral consiste à équilibrer les cerveaux conscient et inconscient. Ce contrôle existe quand chaque idée, impression ou sensation peut être contrôlée par la raison, le jugement, la volonté, c'est-à-dire qu'elle peut être jugée, modifiée ou écartée, précisait-il. La méthode tend à l'unification de la personne.

En savoir plus

⚮ www.vittoz.net

■ La visualisation positive

Cette méthode a été développée spécialement pour les malades atteints du cancer. Elle propose un soutien complémentaire aux traitements médicaux existants. Elle s'adresse à l'être humain dans sa globalité, à son corps, son âme et son esprit. Sa philosophie est fondée sur une prise de conscience et la recherche d'une meilleure qualité de vie, comprenant la joie et la douceur, ce qui implique de se centrer sur ce qui va et non sur ce qui ne va pas.

■ La méditation

La méditation ramène à l'intérieur de soi et permet de prendre de la distance avec les émotions, les sensations et les pensées afin d'entrer dans un « état de silence », d'être, tout simplement. Elle est en fait une prise de conscience de l'essence même de l'être humain. Cette technique facile réclame un certain entraînement ; c'est plutôt une pratique existentielle qui s'inscrit dans une approche globale de la santé. Il existe plusieurs types d'enseignements, celui dispensé par les centres zen et bouddhistes mais aussi la méditation de pleine conscience laïque.

- Cornu Philippe, *Le Guide du bouddhisme tibétain*, Éditions Le Livre de Poche, Paris, 1998.
- Rommeluère Éric, *Guide du zen*, Éditions Le Livre de Poche, Paris, 1997.
- Voir aussi www.zen-occidental.net, www.buddhaline.net et www.matthieuricard.org.
- www.meditation-infos.com (ateliers proposés par La ligue contre le cancer)

La sophrologie

La sophrologie est une technique de relaxation dynamique s'apparentant à l'hypnose en ce sens qu'elle amène le sujet à un état de conscience qu'on pourrait dire désencombré. Le sujet est alors capable de se concentrer d'une manière exceptionnelle sur un besoin spécifique. Il peut s'agir, par exemple, d'atténuer les douleurs causées par un traitement médical, de préparer un examen ou une compétition, d'abandonner une dépendance ou de réduire les effets du stress. Très largement inspirée des techniques du yoga et de la méditation, la sophrologie repose surtout sur des exercices mentaux et respiratoires, des visualisations et certains exercices corporels.

Le baromètre 2013 de l'Institut Curie indique que les Français souhaitent que l'on améliore la qualité de vie des malades grâce aux approches complémentaires telles que le yoga et la sophrologie.

- Société française de sophrologie : www.sophrologie-francaise.com
- Sophrologie existentielle : www.iseba.fr

■ Le Stretching Postural®

Il s'agit d'un ensemble précis de postures d'étirements et de contractions musculaires, soutenues par des respirations spécifiques. Le Stretching Postural® a pour but essentiel de favoriser une régulation tonique grâce à des étirements volontaires et des contractions musculaires profondes. C'est une technique globale qui laisse libre cours à l'interprétation des sensations et des émotions pour agir sur de multiples fonctions organiques.

En savoir plus

⋇ www.stretching-postural.com

■ L'EMDR

L'EMDR *(Eye Movement Desensitization and Reprocessing)* est l'intégration neuroémotionnelle par les mouvements oculaires. Un événement traumatique laisse des traces dans notre cerveau émotionnel. En imitant les mouvements des yeux qui ont lieu spontanément pendant les rêves, la thérapie EMDR permettrait au patient d'évacuer rapidement les résidus de traumatismes.

L'association EMDR-France établit le registre des psychothérapeutes pratiquant en France et dont la formation à la thérapie est certifiée par l'association européenne et l'institut d'EMDR des États-Unis.

En savoir plus

⋇ Bensoussan Stéphane, *Mieux vivre avec le cancer, les solutions naturelles pour atténuer les symptômes*, Éditions de l'Homme, Montréal, 2009. Accompagné d'un CD de relaxation.

⋇ www.emdr-France.org, www.mieuxvivreaveclecancer.com

CHAPITRE 14

LA SEXUALITÉ

Chacune des étapes de la maladie est susceptible d'avoir des retentissements sur la sexualité. Une femme atteinte d'un cancer du sein est touchée dans son intégrité d'être humain. Le chemin vers la reconstruction intérieure et le rétablissement du corps passe souvent par des moments où la relation à l'autre est plus difficile et plus particulièrement en matière de sexualité.

La sexualité pendant et après un cancer du sein

Plus la vie sexuelle de la femme avant la maladie aura été harmonieuse et moins la sexualité pendant et après un cancer du sein risquera d'être perturbée ou plus rapidement elle se restaurera. Chacune des étapes de la maladie est susceptible de retentir sur le vécu quotidien de la sexualité.

Parfois, le choc de l'annonce du cancer engendre tant d'inquiétude et d'anxiété que la femme peut ne plus laisser place à l'éveil de son propre désir ni se donner droit au plaisir partagé.

Après la chirurgie, d'autant plus si elle est mutilante, un long travail intérieur est nécessaire pour dépasser sa souffrance, pour restaurer son schéma corporel, pour accepter même de regarder ses seins ou la place de son sein, pour parvenir à se toucher, à se laver, à se passer de la crème sur les cicatrices. Les choses sont un peu plus faciles en cas de reconstruction immédiate.

Lors de la chimiothérapie, la situation devient plus difficile encore, avec les nausées, la fatigue, la peur, parfois un état dépressif et ce corps qui change avec la chute des cheveux et des poils. De plus, la chimiothérapie perturbe le fonctionnement hormonal, instaurant brutalement un état de ménopause transitoire ou définitif avec des bouffées de chaleur et une sécheresse des muqueuses génitales. Et elle agit aussi sur la testostérone, hormone du désir chez la femme. Difficile alors de se rendre accessible à l'autre.

La radiothérapie, qui engendre souvent de la fatigue, n'est pas non plus un moment propice à la reconstruction intérieure.

En revanche, lorsque les traitements sont terminés, la femme peut plus facilement envisager de penser à autre chose qu'à sa maladie, même si l'antihormonothérapie s'accompagne aussi d'effets secondaires parfois invalidants.

Comment se rendre accessible à l'autre

La parole est thérapeutique. Les consultations avec un psychiatre, un gynécologue ou un sexologue et bien sûr la communication avec le compagnon aimant et attentif permettent d'exprimer les peurs, les réticences par rapport à la sexualité.

Faire partie d'un groupe de parole de femmes atteintes de cancer aide à trouver des clés supplémentaires en soi pour avancer vers une reconstruction intérieure et aussi pour aider l'autre. Ne plus se sentir seule à vivre les souffrances, le parcours de combattante, à subir les interrogations, les conséquences au niveau de sa sexualité permet l'ouverture en soi, aux autres et à l'autre.

Les groupes de parole, des entretiens psychothérapeutiques individuels ainsi que la pratique du qi gong, de la sophrologie, du yoga, du taï chi, de la méditation pleine conscience, de la relaxation... peuvent aider à mieux accepter cette épreuve, à encadrer les émotions propres de la femme ainsi que celles de son entourage proche, à améliorer la relation entre mental et corps et à reconquérir son espace intérieur.

Pourtant, le chemin est long pour arriver à se sentir à nouveau regardable, objet du désir de l'autre et pour que naisse en soi l'envie de partager son temps, son espace, un moment d'amour, de désir, de plaisir. Si le corps est blessé, l'être intérieur de la femme aussi est touché, fragilisé. Il faut beaucoup de temps, de patience, d'amour du compagnon pour que la femme accepte à nouveau de laisser l'autre entrer dans son espace, pour qu'elle retrouve la confiance en elle. C'est une nouvelle sexualité qu'il faut parfois reconstruire, autour de l'amour et de la confiance réciproques.

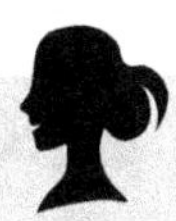

« J'ai proposé à mon mari [qui l'a épousée pendant sa première chimiothérapie] de caresser mon corps avec une plume pour m'aider à retrouver des sensations agréables… ce qu'il a fait… »
Sandrine, 34 ans (à nouveau en chimiothérapie car elle présente des métastases osseuses quatre ans après un cancer du sein, ici dans le cadre du groupe de parole).

En savoir plus

- Cociovitch Hélène, *Qi gong et les cinq éléments, voyage vers la féminité*, Éditions Trédaniel, Paris, 2007.
- www.roseedesmuses.com/qigong.html, www.iseba.fr, www.yoga-energie.org et www.toum.asso.fr
- Et aussi : DVD « Autre regard sur le cancer », 2008, 2009, 2012, 2014, www.association-ressource.org

La sécheresse vaginale :
les ressources de la phytothérapie

Et quelle sexualité espérer quand la vulve et le vagin sont secs, sensibles et douloureux à cause des traitements antihormonaux et que les traitements hormonaux par voie orale, bien évidemment, mais aussi locaux (ovules et crèmes), sont totalement contre-indiqués. Des oncologues prescrivent toutefois crèmes et ovules hormonaux, nous le déconseillons fortement. Il y a des solutions non hormonales.

En ce qui concerne la sécheresse vulvovaginale, de nombreux traitements sans hormones sont possibles, locaux ou par voie orale.

Par voie orale, la prise de 2 à 4 capsules par jour d'huile d'onagre (*Œnothera biennis*), de bourrache (*Borago officinalis*) ou de germe de blé (*Triticum sativum*) – au choix ou en alternance – peut s'associer à divers traitements locaux sans hormones et sans parabens. Menophytea hydratation intime (huiles de bourrache et de pépins de cassis, extrait de pépins de raisin, vitamine A), Donalis (huiles de poisson, d'onagre, vitamines C, E, B6, B9, sélénium) ou Femibion Flore intime (deux souches de probiotiques) peuvent être proposés sans danger par voie orale.

Pour leur action anti-inflammatoire, nourrissante et restructurante de la muqueuse vaginale, il est possible d'introduire dans le vagin des capsules préalablement percées d'huiles d'onagre, de bourrache ou de germe de blé. Diverses poires à visée hydratante permettant l'introduction vaginale de substances hydratantes sont disponibles en pharmacie (Replens®, Saugella Intilac Rééquilibrant pH®…).

D'autres thérapeutiques peuvent être utilisées en alternance avec les précédentes et visent à rétablir la flore normale de Döderlein (Gynophilus® capsule vaginale et forme LP comprimé vaginal, Bactigyn®, Mycoress®, Femibion® gel vaginal) ou à l'entretenir en lui apportant les nutriments qui lui sont nécessaires, glycogène, acide lactique (Geliofil®).

Ce traitement local intravaginal peut se faire tous les soirs au début, puis dès que l'on constate une amélioration, deux à trois soirs par semaine.

On pourra également utiliser des ovules de plantes, Cicatridine®, et d'autres, reconstituant la muqueuse et la flore, contenant les acides hyaluronique et lactique, Premeno Duo®, d'une grande efficacité, 1 ovule deux à trois fois par semaine.

La toilette se fait matin et soir avec des savons spécifiques de la sécheresse des muqueuses (Savon intime spécial sécheresse Rogé Cavaillès, ou en cas de muqueuses fragiles, Savon Protection active Rogé Cavaillès, NoréGyn®, savon au calendula Weleda, Saugella HydraSerum®). Un gel hydratant hydrophile (qui aime l'eau) et non hydrophobe (qui n'aime pas l'eau comme la vaseline) est appliqué après la toilette sur la vulve et au niveau vaginal. Ce geste doit devenir aussi automatique que celui de mettre une crème nutritive sur le visage. On utilisera : Gel In'time® du laboratoire D.Plantes, Monasens®, Gynoglycine®, gel d'Aloe vera Quantavera® du laboratoire PhytoQuant. Et aussi, en cas d'inflammation, Mycoflore®.

Ces gels hydratants peuvent aussi être utilisés comme lubrifiants au moment du rapport sexuel. Ainsi, si les muqueuses vulvaire et vaginale retrouvent toute leur souplesse, le désir pourra renaître et le plaisir d'une sexualité harmonieuse être retrouvé.

Une place particulière doit être accordée à l'huile de millepertuis utilisée en application externe vulvaire et interne vaginale matin et soir et à la demande en cas d'inflammation. La sensation de confort est immédiate. Cette huile est anti-inflammatoire, anti-infectieuse, nourrissante, cicatrisante et antalgique. Elle ne présente aucune incompatibilité avec des traitements allopathiques *per os*. Elle peut être appliquée en toutes circonstances même avec tous les produits locaux dont nous venons de parler. Attention, cette huile est de couleur rouge ; conservez-la dans un petit flacon à l'abri de la lumière.

Des ovules pour traiter la sécheresse vaginale :
À faire préparer en pharmacie : levure de bière vivante 0,05 g, hydrolat de lavande 0,25 g, *HE Lavandula angustifolia* 0,01 g, *HE Cupressus sempervirens* 0,01 g, *HE Salvia sclarea* 0,01 g, Witepsol qsp, un ovule de 1 g n° 12.
Le pharmacien doit utiliser un moule à suppositoires pour nourrisson.
Ces ovules doivent être conservés au réfrigérateur. Mettre 1 ovule deux à trois soirs par semaine.
L'huile essentielle de lavande est cicatrisante, adoucissante et anti-inflammatoire, celle de cyprès est décongestionnante et œstrogénique, celle de sauge sclarée œstrogénique, non contre-indiquée par voie vaginale à cette dose.

Quelles plantes utiliser par voie orale pour améliorer la libido ? Beaucoup d'entre elles ont un impact hormonal. Vous pouvez sans danger prendre du gingembre (*Zingiber officinalis*) et de la gentiane (*Gentiana lutea*) en gélules ou en tisane.

En savoir plus

- Mimoun Sylvain (Dr), *Des maux pour le dire*, Éditions J'ai lu, Paris, 2005.
- Mimoun Sylvain (Dr), Étienne Rica, *Sexe et Sentiments, version femme*, Éditions Albin Michel, Paris, 2009.
- Flaumenbaum Danièle (Dr), *Femme désirée, femme désirante*, Éditions Payot, Paris, 2007.

CHAPITRE 15

DROITS ET ASSOCIATIONS

Les personnes atteintes d'un cancer et leurs proches ne connaissent pas toujours leurs droits concernant la prise en charge des soins : hospitalisation, aides possibles, congés de solidarité, informations sur l'activité professionnelle, etc. Elles trouveront auprès des organismes et associations listés dans ce chapitre une écoute et des réponses à leurs questions.

Organismes et aides

■ Cancer info

Un nouvel espace internet dédié aux personnes malades et à leurs proches, accessible via le site internet de l'INCa (Institut national du cancer), www.ecancer.fr. Développée en partenariat avec la Ligue nationale contre le cancer, cette plateforme propose aussi un service téléphonique (0 810 810 821, prix d'un appel local) et une collection de guides d'information, par exemple Démarches sociales et cancer (2009), un guide consultable et téléchargeable (onglet les guides de référence). On trouve aussi sur ce site la liste de toutes les associations se préoccupant du cancer, département par département.

■ Emprunter de l'argent

La convention AERAS (s'Assurer et emprunter avec un risque aggravé de santé) est un dispositif qui permet aux patients ayant ou ayant eu un problème grave de santé de pouvoir emprunter (prêts professionnels, prêts immobiliers et crédits à la consommation) et d'avoir accès à une assurance, www.aeras-infos.fr.

■ Les soins de support

Traduit de l'anglais *supportive care*, le terme soins de support fait timidement son apparition en France sans trouver sa bonne traduction en français. Il désigne l'ensemble des soins qui prennent en charge les conséquences d'un cancer et de ses traitements : douleurs, fatigue, troubles alimentaires, problèmes sociaux, psychologiques… Ils sont indispensables et complémentaires des traitements. Ils se révèlent souvent essentiels en termes de qualité de vie pour la personne malade. Le soutien psychologique s'adresse aussi aux proches. Les soins palliatifs font partie intégrante des soins de support.

Voir l'association francophone pour les soins oncologiques de support : www.afsos.org.

■ Les soins esthétiques

L'onco-esthétique est une discipline récente ; elle aide les femmes atteintes d'un cancer à reprendre confiance dans leur féminité. Il peut s'agir de soins esthétiques du visage et du corps, de relaxation, de réflexologie plantaire, de sophrologie, de conseils sur le choix des prothèses.

Les espaces rencontres et information (ERI) de la Ligue contre le cancer organisent des ateliers beauté, renseignements auprès de la Ligue. Voir www.cancerdusein.org et www.laviedeplusbelle.org.

Les centres de beauté CEW prodiguent des soins esthétiques gratuits dans dix-sept hôpitaux de Paris et sa région, et six en province (Marseille, Perpignan, Montpellier, Toulon, Grasse et Annecy), www.cew.asso.fr.

L'Embellie est un magasin entièrement consacré aux femmes atteintes de cancer et à leur entourage, premier lieu du genre en France, 24 rue de Charenton, 75012 Paris, tél. 01 42 74 36 33, www.embellieboutique.net.

Re'Belle est un espace qui propose des conseils et articles pour les femmes opérées du cancer du sein : prothèses mammaires, maillots de bain, perruques, lingerie et aussi des soins corporels, 22 rue Rockefeller, 69008 Lyon, tél. 04 78 27 07 59, www.cancer-du-sein-rebelle-lyon.fr.

■ La chute des cheveux

L'Institut national du cancer (INCa) a établi, en concertation avec les professionnels, une charte des droits du client et des devoirs du vendeur de perruques. On peut trouver sur le site de l'INCa les vendeurs de perruques et de prothèses capillaires adhérents à cette charte.

Voir aussi Any d'Avray : www.anydavray.fr

Elite Hair propose enfin, sur son site www.elite-serena.com, non seulement des conseils sur les perruques mais aussi une prise en charge globale.

______________________________ *À noter* ______________________________

Le port d'un casque réfrigérant pendant les séances de chimiothérapie peut réduire le risque de chute de cheveux, mais cela dépend des produits de la chimiothérapie et c'est très désagréable : attention aux maux de tête.

Les associations

■ Association francophone de l'après cancer du sein (AFACS)

Cette association a pour objectif « d'optimiser le suivi des femmes atteintes du cancer du sein, en dehors de sa phase aiguë, en assurant la surveillance, en veillant par tous les moyens à leur qualité de vie et en encourageant la recherche et la diffusion des connaissances sur ce sujet », www.afacs.fr.

■ Association médicale pour la promotion de la phytothérapie (AMPP)

L'association a été créée par le docteur Bérengère Arnal-Morvan et le professeur Pierre Cornillot pour faire suite à l'enseignement de phytothérapie de la faculté de médecine Paris 13 et organiser des conférences grand public. Le docteur Bérengère Arnal-Morvan est présidente de l'association et le professeur Pierre Cornillot en est le président d'honneur. Pour se procurer des adresses de phytothérapeutes dans sa région : ampp33@wanadoo.fr et la page Facebook www.facebook.com/groups/ampphy/ (page en construction).

■ Association Ressource

Fondée en 2001 par le docteur Jean-Loup Mouysset, oncologue, cette association s'investit dans le soutien des malades et de leurs familles dans un lieu d'accueil à Aix-en-Provence. Près de trente spécialistes proposent leurs services bénévolement. Deux centres en France (Aix et Montélimar) proposent un accompagnement thérapeutique en plus de soins de mieux-être. Ce programme a pour but d'aider les personnes atteintes de cancer (malade et entourage) à devenir actrices de leur santé pour de meilleures chances de guérison, www.association-ressource.org.

Au sein des femmes

Créée en mars 2007 à Bordeaux, par le docteur Bérengère Arnal-Morvan et des femmes atteintes de cancer du sein, cette association a pour objectif de sensibiliser à la possibilité de prévenir le cancer du sein. Par ailleurs, elle informe sur l'accompagnement par les médecines complémentaires des thérapeutiques lourdes du cancer et aide également à la renaissance après l'épreuve.

Le président d'honneur de l'association est le professeur Pierre Cornillot, doyen fondateur de la faculté de médecine Paris 13, créateur du département universitaire des médecines naturelles en 1982 et président d'honneur de l'AMPP (voir ci-contre).

Au sein des femmes a une vocation internationale : le Japon en 2008, la Belgique en 2009, l'Algérie en 2010, les Antilles et la Guyane avec un jumelage prévu avec Haïti en 2014. Au sein des femmes France est jumelée avec deux associations au Maroc : Cœur de femmes (http://africanbusinessjournal.info/index.php?option=com_content&view=article&id=484:professeur-raja-aghzadi-chirurgienne-artiste-dame-de-cur-et-diplomate&catid=71:social&Itemid=415 ; aghzadir@gmail.com ; Pr Raja Aghzadi) et Association des malades du cancer à Berkane (efcmati@hotmail.com, Mme Fatima Essai). Et une association en Tunisie : https://fr-fr.facebook.com/pages/Association-des-malades-du-cancer-AMC/229204207148834 ; Mme Zarrouk Rawda, présidente (president@amc-tunisie.com.tn ; contact@amc-tunisie.com.tn).

L'association collecte les prothèses mammaires externes, les prothèses capillaires et les fait parvenir aux femmes du Maroc, de Tunisie et d'Algérie.

auseindesfemmes@free.fr.

Page Facebook https://www.facebook.com/groups/auseindesfemmes/ et au sein des femmes in memoriam https://www.facebook.com/groups/694490143916535/

■ Collectif de recherche d'information sur le cancer et les maladies graves (CRICMG)

Il regroupe quatre associations qui ont pour objectif d'informer le public sur la prévention, le dépistage et les divers traitements du cancer et autres maladies graves, et d'orienter les personnes vers des associations spécialisées. Tél. 04 93 92 57 17.

■ Connaissance de la santé

Un lieu d'échanges et de rencontres pour le libre choix de se soigner par des approches alternatives. Tél. 03 80 48 05 24, www.connaissancedelasante.fr

■ Entr'aide cancer

Cette association a été créée en l'an 2000 à l'initiative de personnes ayant été éprouvées par cette maladie (malades et proches). Il s'agit d'une association locale (Forbach, Sarreguemines, Saint-Avold) qui a pour objectif l'accompagnement des malades. Tél. 03 87 88 54 17, www.entraidecancer.com

■ Étincelle

On y trouve, gratuitement, les services d'un nutritionniste, d'une esthéticienne, d'une psychologue, d'une sophrologue, etc. L'association est installée dans le centre de santé municipal d'Issy-les-Moulineaux. Des antennes ont également ouvert en Languedoc-Roussillon et Basse-Normandie. Tél. Étincelle région parisienne : 01 44 30 03 03 ; Languedoc-Roussillon : 04 67 58 94 23 ; Basse-Normandie : 02 31 34 97 92. www.etincelle.asso.fr

▪ Europa Donna – Forum France

Cette association est la branche française d'une coalition européenne contre le cancer du sein présente dans quarante et un pays. Elle compte aujourd'hui treize délégations régionales dans toute la France. Elle soutient et accompagne les femmes, leur donne la parole, les représente auprès des décideurs et des sociétés savantes et informe le public via les médias, des publications, des conférences, le colloque annuel et le site internet. Tél. 01 44 30 07 66, www.europadonna.fr

▪ Fédération nationale des centres de lutte contre le cancer (FNCLCC)

Cette institution réunit les dix-huit centres régionaux et les deux centres nationaux de lutte contre le cancer en France. Son site internet a pour objectif de fournir aux professionnels de santé et aux personnes atteintes d'un cancer une information validée sur la prise en charge du cancer et sur le réseau des vingt centres de lutte contre le cancer (CLCC). Tél. 01 44 23 04 04, www.unicancer.fr

▪ Le cancer du sein, parlons-en !

En 1994, les marques de cosmétique Estée Lauder et Clinique, le magazine Marie Claire et le professeur Claude Jasmin s'associent afin de lutter contre la maladie. En octobre 2009, ils créent l'association Le cancer du sein, parlons-en ! afin de promouvoir l'importance du dépistage précoce. www.cancerdusein.org

▪ Ligue nationale contre le cancer

La Ligue a mis en place des lieux d'information et d'écoute au sein même des structures de soins. Les malades et leur entourage y trouvent des informations sur la maladie, les traitements, et sont aiguillés et épaulés dans leur recherche de soutien social et psychologique, au domicile comme à l'hôpital.

La Ligue dispose de comités dans la plupart des départements. Elle propose également Écoute Cancer, un service d'écoute anonyme, N° Azur 0 810 111 101. www.ligue-cancer.net

■ Mouvement d'information sur la santé du sein (MISS)

C'est un mouvement créé en mai 2001 à l'initiative du docteur Anne-Marie Tubéry-Claustres, médecin homéopathe, diplômée de cancérologie. Cette association a pour objet la transmission, la circulation et la diffusion des connaissances concernant le sein et des méthodes de prévention et complémentaires permettant de garder ou de recouvrer la santé. Elle propose de nombreux livrets d'information sur l'alimentation, les soins complémentaires, etc. Tél. 05 34 48 01 69, http://infosantedusein.org

■ Tribu Cancer

Cette association a créé Mail de nuit en 2007. Il s'agit d'un service gratuit et personnalisé destiné aux personnes atteintes d'un cancer et à leurs proches. L'objectif est de rompre l'isolement des personnes malades et de leurs proches, en communiquant avec eux par mail, leur apportant ainsi soutien psychologique et écoute quand de nombreux services d'aide aux malades sont fermés. Une permanence de nuit est donc assurée, de 21 heures à minuit, tous les soirs de la semaine, y compris le week-end et pendant les vacances. Pour accéder au service, il suffit de contacter les psychologues par mail à maildenuit@tribucancer.org. Une réponse sera donnée dans l'heure.

Tribu Cancer a également lancé, en janvier 2010, le programme Coach Tribu Cancer, un programme de conseils à distance destiné à aider les personnes atteintes de cancer à retrouver une place dans le monde professionnel.

On peut découvrir tous les services de Tribu Cancer sur www.tribucancer.org.

En savoir plus

- Zelek Laurent (Pr), Zernik Nicole, *Aider à vivre après un cancer*, Éditions Springer, Paris, 2009.

■ Vivre comme avant

Une association qui s'adresse surtout aux femmes qui ont subi une ablation du sein, www.vivrecommeavant.fr.

Il existe également des antennes de Vivre comme avant dans de nombreuses villes de France.

Le Ruban de l'espoir est un événement national inédit et fédérateur qui a lieu chaque année. Certaines de ces associations se sont regroupées pour une action commune autour de la prévention du cancer et de l'accompagnement en formant le collectif K, www.collectifk.fr

■ Rose

Une association et un magazine trimestriel et gratuit du même nom pour soutenir les femmes atteintes de cancer : www.rosemagazine.fr

CONCLUSION

Le cancer du sein est une véritable épreuve qui peut concerner chacune d'entre nous. Du jour au lendemain, on entre dans une autre dimension, on se croyait en bonne santé et en quelques heures on devient malade. Pourtant, le cancer peut aussi être une occasion de réfléchir à sa vie, de se poser en soi et de chercher un nouvel équilibre. Cette épreuve implique en effet la mise en route de comportements différents et de nouvelles stratégies d'adaptation. Par exemple, penser à soi et accepter l'aide des autres… Nous espérons que la lecture de cet ouvrage pratique vous aidera à moins souffrir, à mieux gérer vos émotions, à retrouver espoir et à faire confiance à la vie même dans les moments les plus difficiles. Bonne route à toutes !

BIBLIOGRAPHIE

- Arnal Bérengère (Dr), *Syndrôme prémenstruel : les solutions naturelles*, Éditions Thierry Souccard, Paris, 2014.

- Arnal-Schnebelen Bérengère (Dr), *La Ménopause*, Éditions Privat, Toulouse, 2003.

- Arnal-Schnebelen Bérengère (Dr), sous la direction de, *Phytothérapie, la santé par les plantes*, coédition Vidal et Reader's Digest, Paris, 2010.

- Arnal Bérengère (Dr), Bareau Patricia, *Les Meilleures Tisanes santé*, Éditions Rustica, Paris, 2007.

- Arnal-Schnebelen Bérengère (Dr), Paris Michel (Pr), Schnebelen Jean-Charles (Dr), Bareau Patricia, *Ce qui marche, ce qui ne marche pas en phytothérapie*, Éditions Josette Lyon, Paris, 2007, 2e édition.

- Béliveau Richard (Dr), *La Méthode Anticancer, Comment réduire les risques*, Flammarion, Paris, 2014.

- Belpomme Dominique, *La véritable cause des maladies*, Les liens qui libèrent, 2015.

- Béliveau Richard (Dr), Gingras Denis (Dr), *Les Aliments contre le cancer*, Éditions Le Livre de Poche, Paris, 2012.

- Béliveau Richard (Dr), Gingras Denis (Dr), *Cuisiner avec les aliments contre le cancer*, Éditions Robert Laffont, Paris, 2010.

- Belpomme Dominique (Pr), *Ces maladies créées par l'homme*, Éditions Albin Michel, Paris, 2004.

- Belpomme Dominique (Pr), *Avant qu'il ne soit trop tard*, Éditions Fayard, Paris, 2007.

- Bensoussan Stéphane, *Mieux vivre avec le cancer, les solutions naturelles pour atténuer les symptômes*, Éditions de l'Homme, Montréal, 2009. Accompagné d'un CD de relaxation.

- Bouguet-Joyeux Christine, *Le Guide pratique de gastronomie familiale*, Éditions François-Xavier de Guibert, Paris, 2003, édition revue et augmentée.

- Bouguet-Joyeux Christine, *Tout à la vapeur douce, 100 recettes*, Éditions François-Xavier de Guibert, Paris, 2005.

- Brandt Johanna, *La Cure de raisin, santé, détoxication et prévention*, Éditions Jouvence, Saint-Julien-en-Genevois, 2000.

- Brown Zora, Freeman Harold, Camilleri Jean-Pierre, Platt Elizabeth, *Le Cancer du sein, 100 questions-réponses*, Éditions EDP Sciences, Les Ulis, 2008.

- Burckel André, *Les Bienfaits du régime crétois*, Éditions J'ai lu, Paris, 2004.

- Cociovitch Hélène, *Qi gong et les cinq éléments, voyage vers la féminité*, Éditions Trédaniel, Paris, 2007.

- Collectif, sous la direction de Stéphanie Honoré, *Mieux vivre son cancer du sein : Le cahier d'exercices*, ESF Éditeur, 2014

- Collectif, *Guide terre vivante de la cuisine saine et gourmande, 1 000 recettes pour tous les jours*, Éditions Terre vivante, 2013.

- Collectif, *Petit Guide de la cure de raisin*, Éditions Terre vivante, Mens, réédition 2009.

- Cornu Philippe, *Le Guide du bouddhisme tibétain*, Éditions Le Livre de Poche, Paris, 1998.

- Coudron Lionel (Dr), *Yoga thérapie*, Odile Jacob, Paris, 2010.

- Degorce Olivier, Geers Amandine, *Indice glycémique, objectif minceur*, Éditions La Plage, Sète, 2007.

- Delaleu Isabelle, *Mes recettes santé pendant un traitement anticancer*, Éditions Leduc.s, Paris, 2013.

- Ferris Paul, *Le Guide des fleurs du docteur Bach*, Éditions Marabout, Paris, 2013.

- Flaumenbaum Danièle (Dr), *Femme désirée, femme désirante*, Éditions Payot, Paris, 2011.

- Ghesquière Anne, Demange Ève, *Achetons de la cosmétique bio*, Éditions Minerva, Paris, 2007.

- Ghesquière Anne, de Foucault Marie, *My natural beauty book*, Eyrolles, Paris, 2014.

- Giraud Nathalie, *Épices et Santé*, Éditions Trédaniel, Paris, 2009.

- Guedj Marcel, *Se protéger de la pollution électromagnétique*, Austica, Paris, 2011.

- Hampikian Sylvie, *Créez vos cosmétiques bio*, Éditions Terre Vivante, Mens, 2007.

- Honoré Stéphanie, *Cancer du sein, l'annonce, le traitement, la rémission*, Éditions du Seuil, Paris, 2005.

- Janssen Thierry, *Vivre en paix*, Éditions Marabout, Paris, 2015.

- Janssen Thierry, *Le défi positif*, Éditions Pocket, Paris, 2013.

- Janssen Thierry, *La maladie a-t-elle un sens ? Enquête au-delà des croyances*, Éditions Pocket, Paris, 2010.

- Janssen Thierry, *La Solution intérieure*, Éditions Pocket, Paris, 2011.

- Janssen Thierry, *Vivre le cancer du sein… autrement*, Éditions Pocket, Paris, 2010.

- Joyeux Henri (Pr), Arnal Bérengère (Dr), *Comment enrayer « l'épidémie » des cancers du sein et des récidives ?*, Éditions du Rocher, Monaco, 2013. (Prix 2009 du livre de la Prévention médicale, décerné par l'Association nationale pour la prévention médicale.)

- Joyeux Henri (Pr), Vialard Dominique, *La pilule contraceptive*, Éditions du Rocher, Monaco, 2013.

- Joyeux Henri (Pr), *Changez d'alimentation*, Éditions du Rocher, Monaco, 2013, 7e édition.

- Khayat David (Pr), *Prévenir le cancer ça dépend aussi de vous*, Odile Jacob, Paris, octobre 2014.

- Le Bail Didier, *Et si vous manquiez de vitamine D*, Éditions Mosaique Santé, 2011

- Le Moal Laurence, Fitoussi Alfred, *Cancer du sein. Guide à l'usage des femmes, La Ligue contre le cancer*, Éditions Bash, Paris, 2000.

- Leroy-Vlako Caroline, *Les Plantes et Herbes aromatiques, cuisine, santé, beauté*, Éditions Nouvel Angle, Argenteuil, 2009.

- Méda Dominique, *Le Temps des femmes, pour un nouveau partage des rôles*, Éditions Flammarion, Paris, 2008.

- Mimoun Sylvain (Dr), *Des maux pour le dire*, Éditions J'ai lu, Paris, 2005.

- Mimoun Sylvain (Dr), Étienne Rica, *Sexe et Sentiments, version femme*, Éditions Albin Michel, Paris, 2009.

- Moro Buronzo Alessandra, *Encyclopédie des fleurs de Bach*, Éditions de la Martinière, 2014.

- Nissim Rina, Mamamélis, *Manuel de gynécologie naturopathique à l'usage des femmes*, Éditions Mamamélis, Genève, 2003, édition augmentée.

- Rommeluère Éric, *Guide du zen*, Éditions Le Livre de Poche, Paris, 1997.

- Salomon Laurence, Lylian Le Goff (Dr), *Ceci n'est pas un régime*, Marabout, Paris, 2013.

- Schmidt Mathias, Helmkamp Andreas, Macck Norbert, *Marche nordique*, Éditions Vigot, Paris, 2008.

- Seignalet Dominique (Dr) et Anne, *Lire, comprendre et pratiquer l'alimentation ou la troisième médecine*, Éditions François-Xavier de Guibert, Paris, 2007.

- Seignalet Jean (Dr), *L'alimentation ou la troisième médecine*, Éditions du Rocher, Monaco, 2012, édition revue et augmentée.

- Servan-Schreiber David (Dr), *Anticancer*, Éditions Pocket, Paris, 2010, édition entièrement revue et augmentée.

- Simonton Carl (Dr), Henson Reid, *L'Aventure d'une guérison ; un médecin, sa méthode ; un malade, son expérience*, Éditions J'ai lu, Paris, 1999.

- Simonton Carl (Dr), *Guérir envers et contre tout, le guide quotidien du malade et de ses proches pour surmonter le cancer*, Éditions Desclée de Brouwer, Paris, 2007.

- Stiens Rita, *La Vérité sur les cosmétiques*, Leduc.s éditions, Paris, 2012, édition revue et augmentée.

- Stiens Rita, *Les Meilleures Recettes de beauté naturelle*, Leduc.s éditions, Paris, 2006.

- Weinstein-Loison Scarlett, *La santé commence par les intestins*, Éditions Le Souffle d'or, Gap, 2012, 2e édition revue et augmentée.

- Wilhelmi de Toledo Françoise (Dr), *L'Art de jeûner*, Éditions Jouvence, Saint-Julien-en-Genevois, 2014.

- Zelek Laurent (Pr), Zernik Nicole, *Aider à vivre après un cancer*, Éditions Springer, Paris, 2010.

- Zelek Laurent (Pr), *Cancer du sein et nutrition*, Novartis oncologie, Arsenal, juin 2010.

- Vous pouvez également consulter le blog du docteur Bérengère Arnal-Morvan, www.berengere-arnal.fr. Vous trouverez notamment sur ce blog quatre fiches d'accompagnement par les médecines complémentaires (chirurgie, chimiothérapie, radiothérapie, antihormonothérapie).

TABLE DES MATIÈRES

Dépôt légal : mars 2015

Imprimé en Allemagne par BoD